健康法の成熟

病を癒す有機農法

園山国光

Sonoyama Kunimitsu

たま出版

◉本書の内容

㈠人間は体内に自律神経系という完全な総合病院を持っている。したがって、本来、病気にはかからないはずである。その生理学を示します。

㈡薬と手術の代わりに、自分の体内の総合病院で病気を治す道を示します。これを〝患者側の医学〟と呼びましょう。病院側の医学に対する言葉として。

㈢患者側の医学の唯一の欠点は、「病気を克服して喜びの人生をつかもうとする」輝かしい人間的な努力が要求されることです。

㈣生活の中に、生気を含んだ万能薬を発見してください。それは、正しい有機自然農法でつくられた、おいしい農産物のことです。これが自律神経系という体内総合病院を活性化させ、調和させる秘薬です。化学薬品は、まず気枯れした病体から気を奪い、その後薬効を発揮します。病体には化学成分が残留しやすく、次の病気のもととなっています。

㈤体内にある総合病院を化学薬品等で封じ込め、抹殺することによって、体外の白亜の大総合病院が繁盛し続けています。

(六)スーパーにあふれる外見の美しい一般農産物は「味と生気」という喜びを失っているので、自律神経系を目覚めさせる力が弱い。
(七)本著に示しました病気克服の道は、さまざまな芸術的活動にも勝る、生命の輝きに満ちています。
(八)戦後派の心の健康にとって、自分の中の大和心の発見と悟りが不可欠です。真の意味での日本人への回帰です。そこにはじめて、自信に満ちた地球人が誕生します。
(九)「明るい心」が、本書の最終目標です。「肉体」は消耗品であり、死んですぐ焼却されてしまいますが、心を含む「心霊体」は、肉体と分かれて生き続け、帰天するからです。人は輪廻転生しています。
(十)本書のサブタイトルは「健康法の成熟」です。成熟とは心と体と過去と未来を含む「人間の全体像」を悟って書かれる時、使ってよい言葉です。

はじめに

新谷弘実先生・著の「病気にならない生き方」（サンマーク出版）が、大勢の方に読まれています。新谷先生の最大の奇跡は、やはり「まだ一度も死亡カルテを書いたことがない」ことに表われています。生きることを知って、悟っておられるお医者様は、患者を生かし続けることができるのではないでしょうか。

一般のお医者さんは「病気にならない生活法の研究」「予防医学」から、歯を食いしばって目をそらし続けておられます。これでは、おびただしい死亡カルテに追いまくられるほかはないことでしょう。

さて、病気治しのために特別な効果のある農産物づくりに励んできた私の有機農業人生ですが、平成十八年の十二月、奇跡的に国会で「有機農業推進法」が成立し、いよいよ日本も本格的有機農業展開の時代に突入することになりました。翌年の四月には、農林水産省から具体的な法律が施行となりました。三十年を超える先駆者の血なまぐさい戦いが、いま大きく花開く時を迎えました。

この三十年間の農場暮らしで、私は、自分の「自律神経失調症との戦い」と「健康な土づくり」という二つのテーマを追いかけ続ける幸運に恵まれました。二つのテーマが次第に重なりながら調和していく姿は、自分自身にも驚きでした。

農場で生まれ育った六人の子どもたちも、無事、大人になってくれました。そして、どうやら、六人ともこの有機農場に戻ってきそうな様子です。イタリア料理のレストランを農場の近くにつくろうと、私はひそかに考えています。

さて、現代における「成熟した健康法」とは何でしょうか。それは、もちろん単純なものではないかもしれませんが、大切なことは、そこで「人間の全体像」が語られていなければならないということでしょう。

「人間っていったい何ですか。どこから来て、どこへ行くのですか」についても、鮮明に語られていなければなりません。

ここでは、大らかに、おっとりと、こんな人間論を論じてばかりもいられないかもしれません。読者の中には、厳しい自分の病気を今日にも癒《いや》す方法が知りたいと考えておられる方も多いでしょう。その方々のためにも、お応えできるものを書くつもりです。

さらに、死と向き合って日々を送っておられる方々のためには、死の問題を解決できるように書きましょう。「人生、振り返るのに遅すぎることはない」という言葉には、実は、とんでもない深い、深い真実が隠されているのです。

また、すでに気力が萎えてしまって、生きようとする力を自分から引き出すことをあきらめておられる方々のためには、立ち上がる勇気を与えてあげられるようにも書きましょう。

命って、本当にすごいものだったんです。この私たちのすてきな有機農場からのお便りを、夜中に、静まった心で読んでいただきたい。そして、あなたの心の泉の深いところには、夢も希望も、喜びもまだまだあふれていて、笑い、さざめきながら出番を待っていることを感じ取ってください。

その喜びへの道をはっきりお伝えできるのは、つい先日、その道を私が通ってきたばかりだからです。私の克服してきた病気は、決して今のあなたのものに負けてはいなかったはずです。健康へと続く道をふさいでいた野いばらは、すでに切り払われて、通りやすくなっています。遠慮なくこの道を歩き始めてください。命を探しあてる健康への旅を始めてください。それは、とても高貴な芸術活動でもあるのですから。


これから、だいぶ、不思議なこともお話しするかもしれませんが、人間の全体像が語られる時、その不思議は大切なミッシングリングなのです（人間について、今知られていない大切な部分）。どれもこれも、三十年にわたる有機農場からの健康便りなのです。やって、実践して、一日一日、脱皮して、青空に飛び出していってください。ここに書かれているものすべてが、健康への道の本通りです。

ヨガも、仙道も太極拳も、さまざまな食事療法も、東洋医学も、西洋医学も統合されて、本書へと至っています。さらに、本書の最終目標である心の喜びの成熟へ向けて、「病気と心」の関係についても統合が成されています。

本書では、個人の病体の詳細にまで入ることはできませんが、病気になった人が、そのチャンスを生かし切って、逆手に取って、健康をつかみ取り、その次に人生の成熟をつかむ道へとお導きできるでしょう。

病気になったこと、それは素晴らしいチャンスなのです。

病を癒す有機農法●目次

第一部●実践編

——病気克服の道は、さまざまな芸術活動にも勝る生命の学びと喜びをもたらす

はじめに……ポイントは三つ

健康への道は三車線になっています。以下に述べる三つの車線を同時に走るのが、一番の近道です。どの車線が自分の最も走りやすいコースであるか。また、自分の最も苦手なコースはどれかを知ることも、とても大切です。三車線を同時に、ゆっくり走ってください。この三つの車線は理論編の「人間は三枚の合わせガラス」と対応しています。

①　第一車線　食べものの改良

本当においしいものを見つけよう。グルメブームの到達点はここにある。地球生活の喜びをもたらすもの。それは、自律神経の復活調和へと続く健康への近道。うちの農場のトマト、キュウリ、人参……お届けしたいなあ。

②　第二車線　体の健康法

ついに見つけた！

健康法の究極の原理。
分け合おう、その神秘！
午前の健康法と午後の健康法は、全く逆だった！

③　第三車線　心の健康法

心は明るく高く。

健康に良い食べものと悪い食べものがあるように、健康に向かう心と病気に向かう心がある。心は人間が持っているものの中で、最大の健康の力です。自分の内にあるきれいな気持ちに気がついて、もしも一日で全体きれいな気持ちに戻れるなら、その一日で、元気になる。明るく高く、気持ちが高まれば、ガンさえも一晩で良性のただの腫瘍に変わるほどです。

第一部のあらすじ

① 第一車線　食べものの改良と学び

今日、日本がとても豊かな食べものに恵まれていることは驚くばかりですが、一度病気になったからには、食べものに気を配る必要があります。病体には耐えられないほどの食べものの汚染が進んでいますので、これらとまともに付き合っていては、立ち直るのは困難になってしまうでしょう。

これまでは、一部のエリートたちの食べものとして、あなたが敬遠してきたかもしれない健康自然食品とか、有機無農薬農産物と呼ばれるものが、実は本当に高貴な、生命の源であることに心を開いてください。努力すれば、入手できる時代です。それらは、皆さんを生き返る思いにさせてくれるおいしさを持っています。私たちの仲間の有機農業者の、確かな健康への思いがこもっているからです。あなたがそれに気がついていけば、母なる大地、地球からの大きな応援をいただくことになります。それは、地球星で生きられる喜びへと連なっています。

不思議なことですが、野菜、米等々の本当のおいしさが分かることによって、感謝の気持ちがわいてきます。これが地球生活への目覚めです。みずみずしい食品の摂取による、自律神経の目覚めです。これが治病開始です。

二つの自律神経の片方は植物神経なので、良い水と新鮮な有機農産物によって活性化されるのです。

また、後述しますが、〝自律神経〟という四つの漢字の中にある神《しん》は、実に、生命の星地球の地球神《しん》霊の神《しん》なのです。つまり、私たちの体内の自律神経は、地球様の力によって生理作用を運行しているのです。びっくりですね。

さて、後の本論でも述べますが、玄米食という「エリートたちの健康食」があります。病気を克服して、やりたいことが山ほどあるあなたなら、挑戦してください。「お昼に一食、有機栽培の玄米食」。これが、食べものに関する健康法の王道です。

さらにもう一つだけ話しておきますと、季節によって健康増進食が違うということです。次の表を見てください。◎○印が増進、×印は増進にならない季節です。病体の人は、これをしっかり守ることが、自律神経の調和を早めてくれます。自律神経の片方は植物神経ですから、自然性が大切なのです。

◎○印は、それらの野菜が、自分の大好きな季節に豊かなパワーを発揮していることを示しています。これが体を癒してくれないはずはないでしょう。これを昔から、野菜の旬《しゅん》と呼んできました。皆さんも、日本文化の伝統の旬という思いに戻ってきたことになります。四つの季節の繊細な移ろいに心を騒がせた、日本人の「心と体の健康」の歴史の入り口に立ったことにもなるでしょう。実に、有機農産物は薬草そのものなのです。

野菜果物の旬《しゅん》（季節によって、健康増進野菜は変わってくる）

野菜果物＼月	1	2	3	4	5	6	7	8	9	10	11	12
トマト	×	×	×	×	○	◎	◎	◎	○	○	×	×
キュウリ	×	×	×	×	○	◎	◎	◎	○	○	×	×
スイカ	×	×	×	×	×	○	◎	◎	◎	○	×	×
ニラ	×	×	×	×	◎	◎	◎	◎	◎	×	×	×
ナス、ピーマン	×	×	×	×	×	◎	◎	◎	◎	○	×	×
人参	◎	◎	◎	○	○	○	×	×	×	○	◎	◎

野菜果物＼月	1	2	3	4	5	6	7	8	9	10	11	12
大根	◎	◎	○	○	○	×	×	×	○	○	◎	◎
ゴボウ	◎	◎	◎	○	○	×	×	×	×	○	◎	◎
ホウレン草	◎	◎	◎	◎	◎	○	×	×	×	×	◎	◎
キャベツ	◎	◎	◎	◎	○	○	×	×	×	○	◎	◎
白菜	◎	◎	◎	○	○	×	×	×	×	○	◎	◎
ナシ	○	×	×	×	×	×	○	◎	◎	◎	◎	◎
リンゴ	◎	◎	◎	○	×	×	×	×	○	○	◎	◎
ミカン	◎	◎	◎	×	×	×	×	×	×	○	◎	◎
ブドウ	○	○	×	×	×	×	◎	◎	◎	◎	◎	◎

表にするとややこしそうにも見えますが、冬野菜と夏野菜があるということです。果物にも冬においしいものがあり、真夏においしいもの（早生ブドウ、スイカ、トマト）があ

ります。

② 第二車線　体の健康法

(1) 午前中の健康法

午前中、体は植物神経を働かせて、自分を浄化し、排毒し、さらに充電（充気）して、アルカリ体液によみがえらせようと努力します。これを応援するのが、午前中の健康法です。浄化と充電（充気）は、実は同じことなのですが、体液のアルカリ化のことで、疲労が取れて、元気が戻ることです。

さて、この午前中の生理作用を担う器官は四つです。脾臓《ひぞう》、腎臓、肝臓、皮膚です（第二部理論編で詳述）。これらは植物的な働きによる循環生理なので、〝植物循環〟と呼ぶことにします。正確に言えば、この四つは前夜から仕事を始めています。

さて、この植物循環を応援するには、きれいな朝の空気、生の自然水、無農薬野菜（葉菜、根菜、果物）の摂取によって「生気」を補給することが第一です。精神面では、明るく開放的になっていることです。肉体面の努力としては、早朝の快活な散歩、朝の体操（後述）、太極拳などがあります。

さらに最後には、皮膚の活性化があります。皮膚による放毒が始まることによって、脾臓、腎臓、肝臓の循環のターミナル（最終器官）が開かれたことになります。

やり方は、朝の冷気に肌をさらすことです。タオルによるマッサージなどが良い方法です（後述）。体はある程度クールに保つのが良いです。また、この朝食には多少の不安があるかもしれません。分かりやすい言葉を使うと「少しおなかがゆるんだような状態」でよいのです。腸（筋肉）の力が抜けた姿でよいのです。

(2) 午後の健康法

午後の健康法の主役は、心臓、大脳、筋肉、胃腸の四つです。これらからも連想できるかと思いますが、午後の健康法は、午前中に浄化充電（充気）されて、アルカリ化した体液を酸化、消耗して、酸性体液に戻してしまうことです。活動し、労働し、燃焼、酸化することです。心臓は活発に筋肉を動かし、大脳は回転し、筋肉は労働し、昼食で胃腸の筋肉も活動し始めます。これを〝動物循環〟と呼ぶことにします。

この午後の活動によって、酸性化してしまった体液が、その後の夜と次の日の午前の主役である四つの植物循環器官を養う格好の食べものであるのです。この奇跡の構造には驚くほかはありません。これこそ病気にならない人体の生理作用の骨格です。午前中に働きすぎると病気になり、午後、なまけすぎると病気になりやすいということが分かります（理論編に詳述)。

(3) 夜の健康法

夜の健康法は、とにかく安らぎです。午後、精一杯活動し、緊張して消耗したのですから、これから充分に解放されて、動物循環から力を抜き、植物循環に戻すことです。夜の楽しい一家団欒《だんらん》、親子、夫婦が充分に仲良くあれれば、自然にこれは実行されているでしょう。

この反対の場合が、植物循環へ戻れない夜であり、混乱した就寝となって、疲労の取れない朝を迎えることになります。夜の食事は、重くならないこと、「胃の門限は九時」(竹熊先生の言葉)は、病体にとって、とても重要です。大好きな方なら、お酒少々は、場合によっては有効となりますが、禁酒で快眠を目指す方がはるかに上です。

③ 第三車線 心の健康法

心は「明るく高く」を目指さないと、心の健康力というすごいパワーをもらえないことを前述しました。ここでは、そのメカニズムについて話します。

これも、実はだいぶ、不思議な話になってしまいますが、これはこの本の核心の一つなので、ぜひ心に留めてください。

まず、心は安らぎで満たされて、落ち着いている必要があります。心が乱れてあたふたとしていると、大脳にそのまま悪影響が及びます。疲れがちな大脳で暮らすことになります。疲れがちな大脳は、全身の末端の神経系にまで悪い影響を与え続けます。

健康力の本源の一つである自律神経系は、末端において、この大脳の神経系と複雑にからみ合っています。そのために、疲れがちで乱れた大脳波動が、自律神経を常時かき乱してしまうのです。心の安らぎが健康の本源でもあることが分かっていただけるかと思います。

もう一つの心の重大さについて話します。これはもっと不思議な話です。

心はいったい、どこにあるのでしょうか。心は肉体とは違います。心は見えない非肉体存在です。それで、ここでは心のことを心の体、〝心体〟と呼ぶことにします。心体と肉体は同じ形をしており、ぴったり重なっています。

心体の中心部分を、実は「心」と呼んでいます。その中心である心は、肉体の位置で言うと、いったいどのあたりにあるのでしょうか。

心は、肉体で言うと心臓の位置にあります。心臓に重なって心は位置しています。すなわち、大脳と心は全く別のものです。大脳は小さな、心の出張所にすぎません。本庁と出先の関係です。深い感動で心がゆさぶられて涙がこみ上げてくる時、悲しみがこみ上げてくる時、それらはどこから生まれてくるのでしょうか。それは、心臓の位置からこみ上げてきているのです。

心は肉体と異なって、とても高い次元にあります。その命の力、生命パワーは、肉体力の比ではありません。次元が違うということです。健康を目指す人は、この心の絶大な健康パワーを味方につけて活用しなければなりません。

では、それにはどうすればいいのか。それを知るためには、まず心のメカニズムを知る必要があります。

まず、絶大な健康パワーである心は、なぜ心臓と重なっているのかについて話します。日本語でも英語でも、その他の国の言葉でも同じなのですが、心臓のことを、〝こころの臓器〟と呼んでいます。英語のHｅａｒｔは、心臓と心の両方を指しています。とてもとても重大な健康上の秘密が、ここに示されています。血液という不思議な流動器官は、恐らく研究すればするほど、その正体が分からなくなるはずです。

さて、心がピカピカで曇っていない人の場合、心は強い光で、心臓を駆け抜ける血液を瞬間的によく温め、浄化し、充電（充気）し、健康血球に高めます。疲れを知らないパワフル血液、熱血ともなります。

反対に、心が曇りがちで光っていないときは、血液も冷えることにはならないでしょうか。これでは、血球に力が入らず、全身の血行がもたついてしまいます。貧血の本質的な原因もここにあります。さらに、この時、心臓の筋肉そのもの、心臓そのものの血行さえも弱っていくことになるでしょう。

曇りがちな心のあり方と、晴れ上がった心のあり方の二種類があるのですが、それについて少しだけ話します。

まず、明るい心が晴れた心です。これこそ、健康のすべてとさえ言えるでしょう。

では、曇りがちな心の原因と対策は、と言えば、

(1) わがまま
(2) 強い好ましくない種類の欲望
(3) 強い疑いの心
(4) ひどいおこりんぼう
(5) いつもいばってしまう癖《くせ》

これらは特別のものではなく、いわば一般の教養だと言えます。病気の人は、このうちのどれに当てはまっているかについて、振り返ってみるべきでしょう。そして、それが分

かったら、しっかり修正していってください。

これが健康への最大の近道の一つであることは、はっきり分かっていただいたかと思います。血液が冷えがちというのが、あらゆる病気の温床となっているのです。

いよいよ本論です！

途方もない世界が開きそうな予感がありませんか。私といっしょに、病気からゆっくりと飛び上がっていってください。いつの間にか、二十一世紀の前線に躍り出した自分を発見するでしょう。

㈠　今日から始める健康への旅

第一車線　食べものの改良

……有機農産物の奇跡をお届けします。

酸性食品とかアルカリ食品、酸性体質とかアルカリ体質などという言葉がありますが、前述したように、私たちの体は午前のアルカリ体液と午後の酸性体液というものを繰り返しながら、実に見事に、酸アルカリの不調和を和らげ、吸収しながら調和を保っています。両者がほどよい調和を保っている人は、病気になる心配はないと言えますが、一度バランスを失った人は、立ち直るまで、相当の気配りが必要となります。何をどのように食べればよいのかの基本を知らなければなりません。人によっては相当の学びが必要ですが、ここでは、きっちりと最低限の守っていただくべき基本線を書きます。

① 健康への旅の最高食品は、有機栽培の「あずき入り玄米食」です。場合によっては、やわらかく炊くのもよいでしょう。上手に炊けるまではかなり練習が必要ですが、厳しい病体の人なら、初めて「生命の源」に出合ったことを悟られるでしょう。できたら玄米専用の圧力釜がよいでしょう。味が整います。

玄米の弱味としては、胚芽がついているために、この深い仮死状態の部分が、生きた肉体と調和して、消化吸収されるまでに相当の「生気」を体からもらわねばならないことです。病体とは「気枯れした体」でもありますので、玄米を受け付けない場合も少なくありません。

この場合は、やわらかく炊くとよいでしょう。かゆ状もよいし、荒びきすることもあります。かゆ状にして、卵の黄味だけをまぜて食べるのも、胃弱には効果的です。

最近は、発芽玄米というありがたいものも販売されるようになりました。これは、胚芽が「気枯れした仮死状態から服気（気を取り込むこと）して、生きた状態に戻った姿」です。ただし、これを本当においしく炊き上げられるかどうかは、一人一人の努力にかかっています。

また、病体にとっては、昼一食のみに玄米を使用することが正解です。夕食も玄米にしたい場合、やわらかく炊き直して食べることをおすすめします。

玄米のパワーを生かすための副食ですが、野菜の煮たもの、みそ汁、ゴマ塩などが中心です。天然の小魚、さらに有機農法による肉、卵少々、梅干、漬物なども良い食品です。力強く十~二十回ほど噛《か》むことも大切です。生きている実感を悟ることにもなります。全消化器官への逞しいサインを出していることになります。

② すべて有機農産物に限ること。

十二年前に書いた本には、多少の遠慮があって、これをはっきりとは書きませんでしたが、今回は事態がずい分進んでおり、もはや有機農産物が不可欠となっています。魚も養殖ものは不可、肉・卵も有機農産物に限ります。少々価格が高いので、少量ひかえ目に買うようになり、かえって好都合でしょう。今の時代には、健康のために多少のお金と時間を投資するのは仕方ありません。

③ 加工食品も、無添加、自然食品以外では病気は治らないと考えること。

④　さて、いよいよ中心テーマです。まず、午前の食べものです。病気を治して調和体に戻してくれる力は、自然治癒力と呼ばれる、私たちの体内にある、いわば一種の総合病院ですが、この力の奥の奥、すなわち自律神経の世界に分け入ってどんどん進んでいくと、次第に植物的な生理作用の世界が見えてきます。そして、その世界で暮らしている人々の集団があります。それは、ヨガの修行者たちであり、日本では、仙人を目指す人々の集団です。

ここで、まず、この植物的人間集団の方々の朝食について書きます。現代社会で暮らすほかない病体の方々にとって、これ以上の参考はないでしょう。

この方々の朝食は、みずみずしい朝の太陽の光と谷川の水、そして森の空気、時によっては、野草、山の野菜、果物のジュースおよび砂糖に漬けて取り出された果物の酵素……。このようなものが中心となっています。仙人の朝食は、実際に「かすみ」に近いものです。よく見ると、これらはまさに植物の食べものと同じです。さまざまな体操、ストレッチ、太極拳様のものを活用して、朝のいわゆる「気」の摂取（「服気」と呼ばれています）が行われます。これはまさに私たちの自律神経の植物循環部分、すなわち脾臓、腎臓、肝臓、皮膚の活性、調和のための修行そのものです。これについては、くわしく後述します。

さて、植物循環という本書のキーワードが出てきましたが、これに対して、動物循環というのがあって、自律神経のもう一方の循環を司っています。

植物循環は、午前中に主人公となって働き、動物循環は午後の主人公となります。大脳、心臓、筋肉、胃腸の四つです。午前が体液の浄化と充気（充電、アルカリ化）の時間であり、午後は活動による体液の消耗、酸化の時間になっているのです（これが後半の中心テーマの一つです）。午前と午後の肉体の自律神経作用の異質なことは、驚くばかりです。

したがって、昼食は体液を消耗してよいわけですから、できるなら玄米一杯をよく噛んで食べてほしいものです。副食ですが、肉は油がきついので、小魚系がよいです。菜食だけで充分という方もおられるかと思いますが、一般的には、少々の動物蛋白質を含んだ普通の食事バランスの方が無理がないと言えます。

また、常に自律神経の本当の声をよく聞き取って、要求するものは、控え目に、何でも食べてよいかと思います。ただし、自律神経の微妙な「健康のための本当の要求」を聞き取ることは、とてもむずかしいことです。これを自覚する必要があります。

また、何回も言いますが、本物の健康自然食をしっかり求める必要があります。それは植物循環をも目覚めさせ、調和させる波動を持っているのです。また、自然生産の塩分もしっかりとってください。体が求めるとき、とり過ぎではありません。

最後に、夕食についてです。夕食は、早目に、少食に、ということです。午後の動物循環の緊張から解放して、リラックスさせてやり、上手に朝へ向けての植物循環に比重を移してやることです。午後、仕事や運動、大脳の使い過ぎで、疲れ過ぎたり緊張が解けなかったりする場合は、少々のお酒の類が有効な場合があるのは、このためです。

第二車線　体の健康法

私たちの体内にある総合病院は、自律神経と呼ばれるものです。その仕事ぶりと性質と生理作用については、理論編に述べてあります。

それにもとづいて、自分の総合病院を調和させ、しっかり働いてもらうための、㊙体の体操を書きます。不思議なことに、午前と午後と夜の三種類の健康体操が必要なのです。

①　午前の健康体操（十一時三十分頃まで）

この時間帯には、脾臓、腎臓、肝臓、皮膚の四つの器官が中心になって働いてくれています。体液の浄化と充電（充気）を行っていますので、病気の方は、衰え気味のこの四つを応援するための体操や呼吸法をやることになります。主に足のストレッチによるリラックスです。脾臓、腎臓、肝臓の気脈（経絡といいます）は足を流れているのです。

朝、まず、あたりが騒がしくならないうちに窓を開け、冷たい空気の中でやさしい太極拳を使って、深呼吸してみます。自然な立ち姿になります。何かにつかまってもよいです。まず、静かに息を吐きます。

次に、足のかかとで息を吸い込むつもりでゆっくりとひざを曲げて、腰を沈めていきます。次に、中腰になったところで、足の指の方に重心を移し、つま先立つようにして息を吐きながらひざを伸ばしていき、立ち姿に戻ります。

この簡単な体操が、もう太極拳の大半（？）といってもいいかもしれません。吸気の時、肛門が上に引き上げられキリッとしまっており、肩はしっかりと下りているようにします。両肩はすこし前かがみです（猫背のような感じです）。

これは、最も正しく完成された呼吸法の一つであり、自律神経の復活のためのこの上ない力となります。慣れてきたら、足を踏み出したくなることでしょう。もう太極拳の始まりです（先達が欲しいところですが）。二十回ほど頑張ってください。

このおいしい空気の深呼吸と合わせて、コップ二杯程度の生の自然水をボツボツ飲みます。肝臓の活性、応援にとても大切です。

皮膚からの放毒は、他の三つの器官の働きの最終段階として、きわめて重要です。裸になって、全身をタオルでマッサージして活性化することもできます。肌を直接空気にさらす努力が不可欠です。次に、いよいよ足のストレッチです。冬はフトンやベッドの中でよいでしょう。病院のベッドでもやってください。早朝、窓を開けて、冷たい空気の中で、裸でやれるならベストです。冷たい外気をフトンに呼び込みましょう。

（A）まず、仰向けになって「金魚体操」から始めます。西勝造先生が開発されたものです。顔を右に向け、次に左に向けます。つまり、左右に首を振るわけです。これを次第に早く大きくやりますと、その振動が背骨に波となって伝わり、足まで伝わって、足先まで左右に振動します。これが金魚体操です。簡単にできて、背骨をリラックスさせて、酸素を補給してくれます。四〜五回首を振って一回です。これを五回ほどやります。さらに、他のストレッチの間にも織り交ぜます。

（B）次は、足指の摺り合わせです。足の親指と次の指を、強く百回摺り合わせます。時々、左足と右足の親指をぶつけます。病院のベッドでもできます。これで百メートル駆けたことになります。

（C）今度は、アキレス腱のストレッチ（伸ばして柔らかくすること）です。次頁の**図1**を見てください。右足のかかとのアキレス腱を、左足の親指と次の指ではさみます。そして左足をのばしながら、右足のアキレス腱で左足の親指を強く引き上げます。これによっ

図1

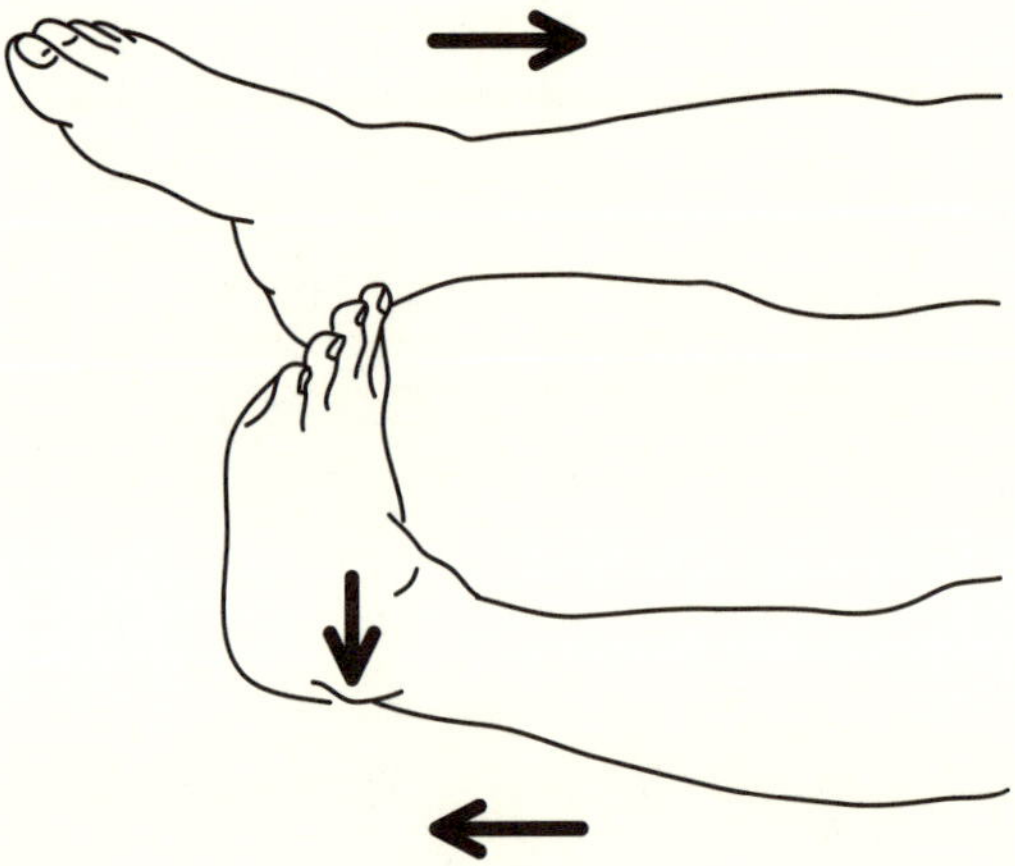

て左足のアキレス腱が伸ばされます。左右二回ずつやります。（B）も織り込みます。どのストレッチの場合も、まず息を吸い込んでおいて、ストレッチしながら、伸ばしている筋から息を吐き出すような気持ちで吐きます。

（D）次は、ひざと股関節のストレッチです。**図2**のように、直角に曲げた右足のひざを左足のかかとで強く内側に倒して押し下げます。顔は後ろを振り向くように回します。左右二回ずつです。この後、金魚体操を入れます。とても気持ちよくなって驚かれることでしょう。

（E）次は、腰ひねりです。36ページの**図3**のように、直角に上げた左足のひざを右手で押し下げながら、顔は後ろを振り向くようにします。左右二回ずつです。この後も金魚体操です。

図2

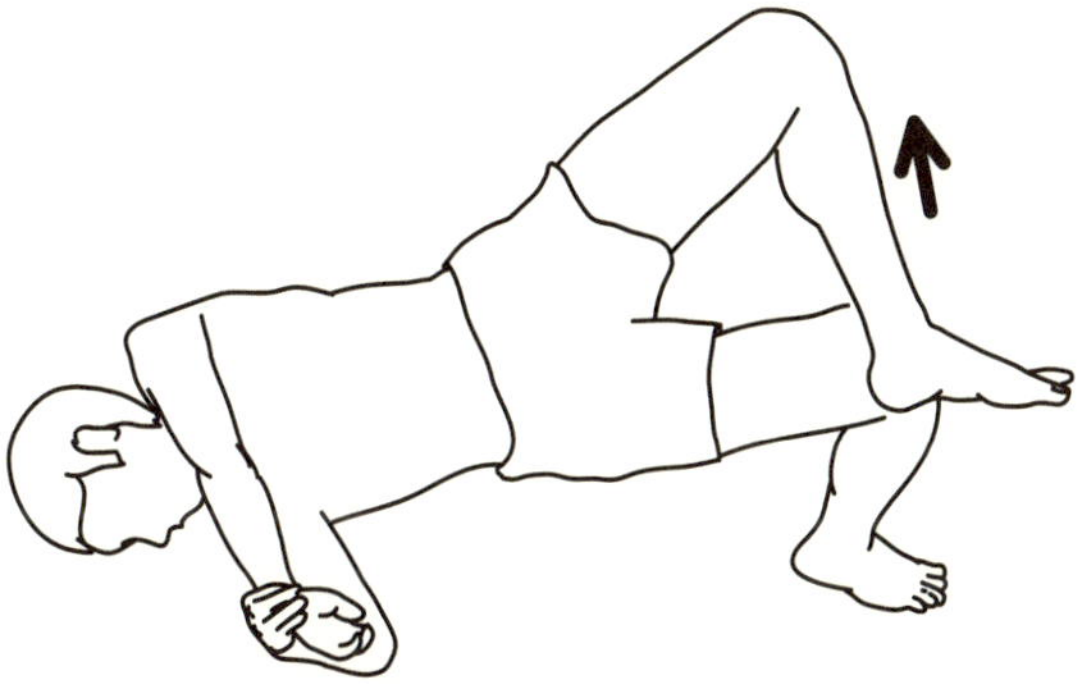

（F）次は、後ぞりです（**図4**、36ページ）。正座から後ろに倒れるとやりやすいでしょう。女性はたやすくやれますが、男性はまず苦手です。足全体の強力マッサージと指圧になり、背骨が楽になります。頑張って、次第にできるようになると、とても気持ちのよい体操になります。五十秒、数えます。

これらの体操がうまくいくようになると、気持ちのよい瞑想状態になります。そのままうとうとして過ごせれば、とても素晴らしい効果となります。体がやわらかくなり、植物神経の解放が始まります。

さて、次は腕のリラックスです。これは自律神経のもう一つのグループ（動物循環）、脳、心臓、筋肉、消化器の関係です。腕が凝っていると、全身周流している「気脈」はうまく

図3

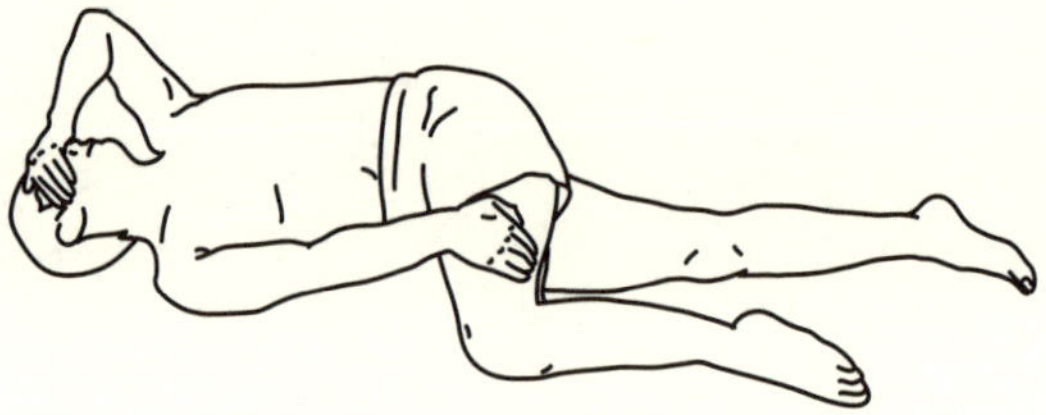

図4

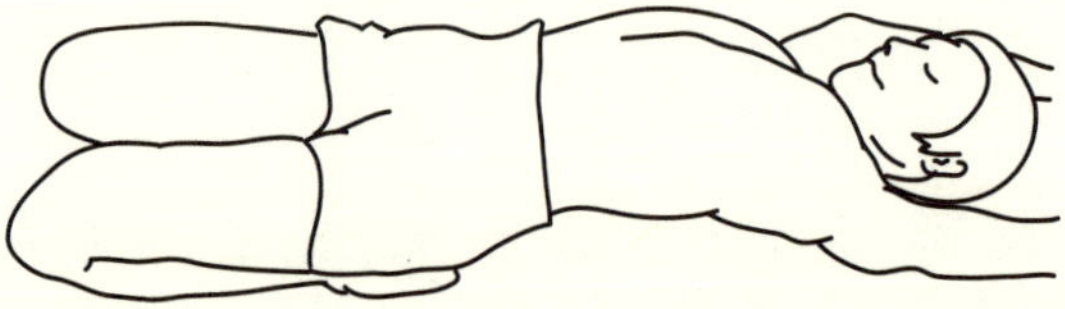

図5

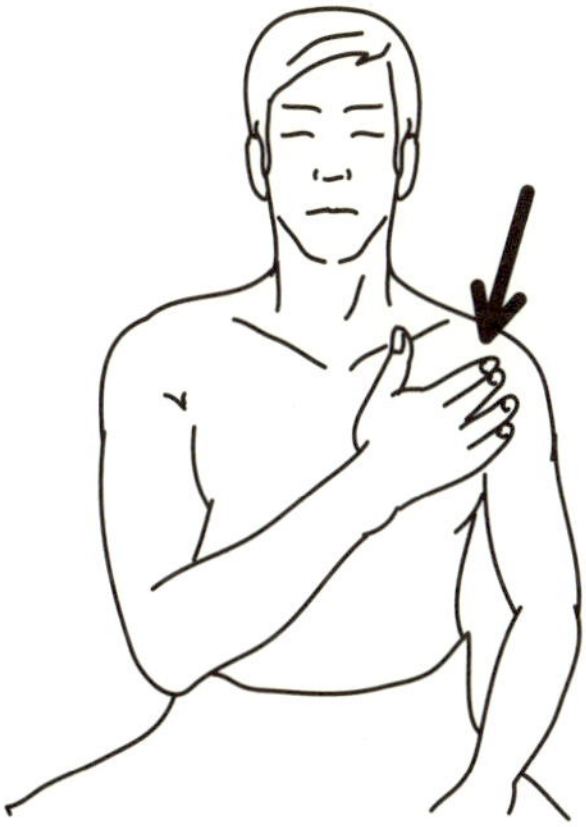

いかず、前述した足のストレッチも効果が上がりにくいことがあります。働き過ぎで腕がこわばっていると腰痛が出やすくなり、同時に小腸が弱くなる気脈の流れの構造になっています。

（G）まず、烏口突起《うこうとっき》の指圧です。**図5**のように、左右の肩の前側の中央あたりに、指で押すと気持ちのよい反応の突起があります。ここを親指や人差し指で指圧します。腕がこわばったり、腰痛が出ている時などは特に気持ちのよい指圧です。気が遠くなるような感じの時もあります。やり過ぎないこと。

（H）次は、指のストレッチです。反対の手で、指の一本一本を強く引っ張ってねじり、関節を伸ばします。これは、痛い腰に素晴らしい安らぎをもたらしてくれます。また、や

図6

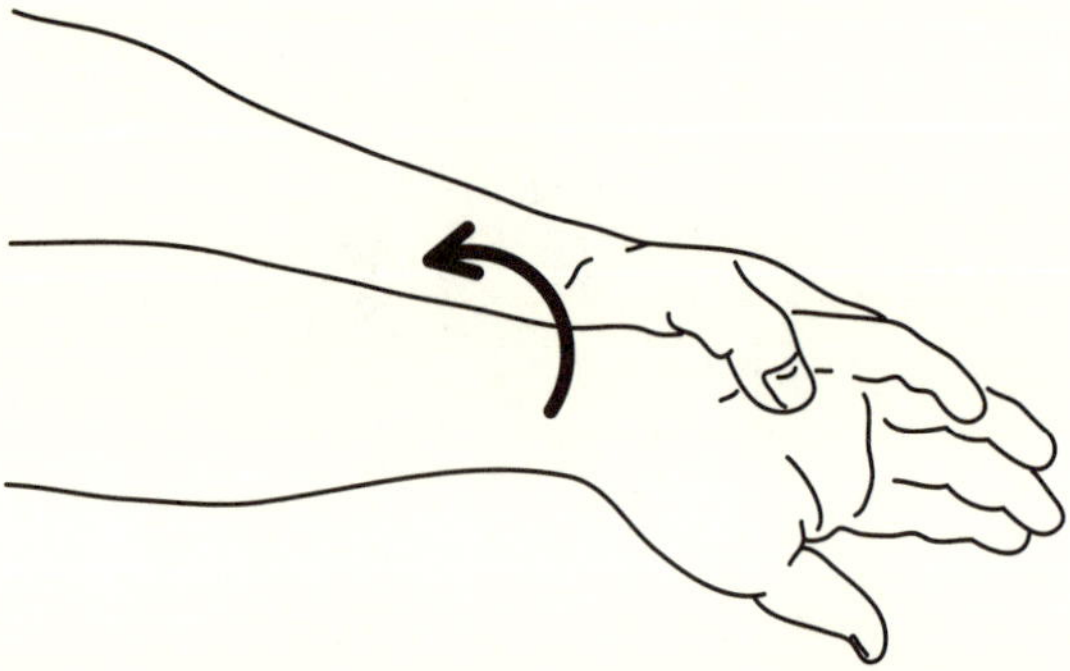

わらかくなった指はやわらかい腸に気脈で通じていきます。腸がリラックスして、力を発揮できます。

（Ⅰ）次は、伸ばした腕全体を右回転と左回転にひねって、凝《こ》りを取ります。まず、床に足を伸ばして座り、右の手のひらを親指を下にして、垂直に立てます（**図6**）。そして、左手の親指で、その右手の小指の根元をつかんで、ひねります。同時に、上半身を前に深く倒します。同様に、反対の腕もひねりましょう。腕の硬くなった人にはなかなかやりにくいものです。

次は、逆ひねりです（**図7**）。右の手のひらを上に向けて腕を前に伸ばします。左手をその下に回して、人差し指と、中指で右手の親指を握って下にひねりながら前に伸ばし、

図7

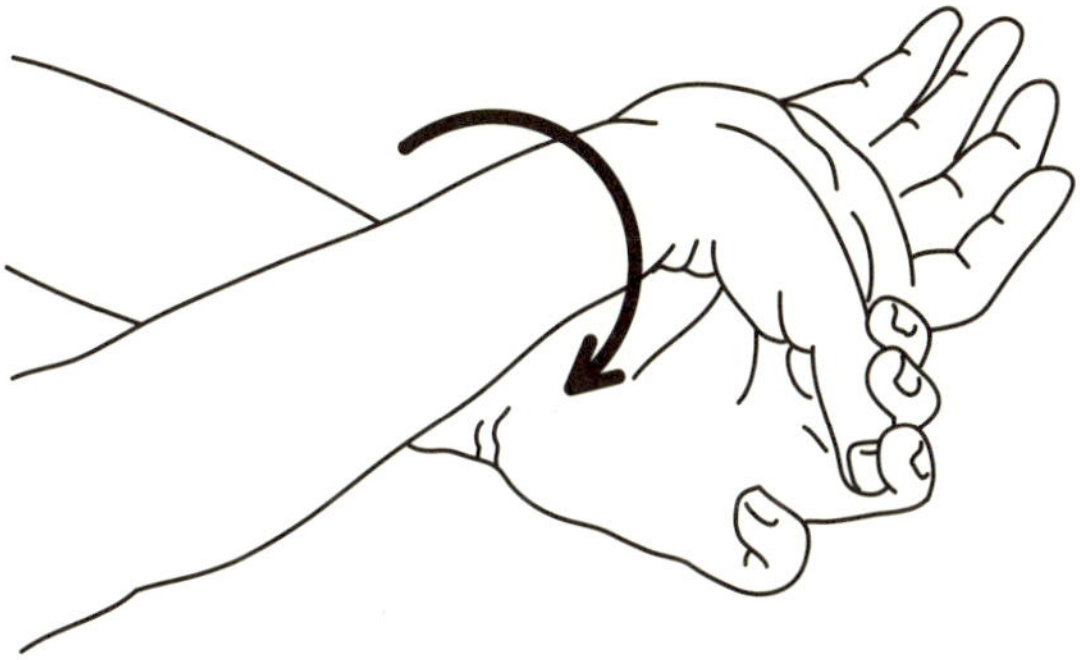

上半身を前に倒します。次に、同様にして、左手もひねります。次頁の**図8**が全体像です。凝っている人にはやりにくいものですが、頑張ってやってください。驚くほどのリラックス効果があります。白魚のような指の方々は、腕の凝りが少ないことでしょう。このストレッチは不要かと思います。

(J) 次は、手首のリラックスです。腕のリラックスは、手首の軟らかさに左右されます。手首には大切なツボが表と裏に三つずつあります。手のひらと直角の方向に手首を振るのと、並行の方向に振るやり方があります。常に双方向を混ぜてやってください。私事ですが、私は朝、コーヒーを手でゴリゴリ挽《ひ》いています。五分くらいかかります。

これで、実は手首の解放に成功しました。

図8

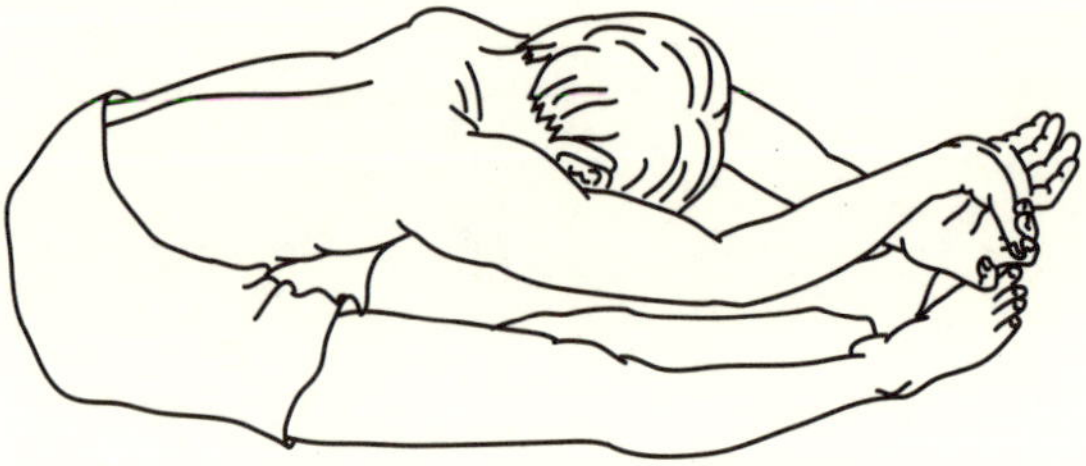

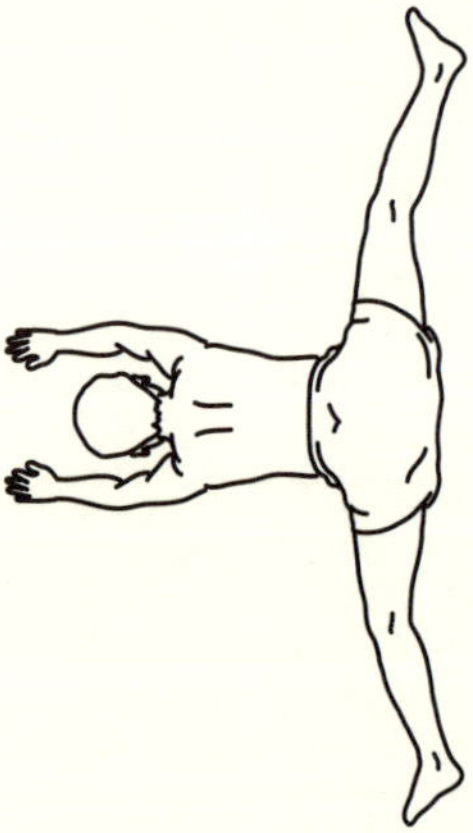

図9

腕も手首もとても硬かったのですが、このゴリゴリの回転で手首を強力に回転させるように工夫したところ、成功してしまったわけです。六つのツボが呼吸し始めて、全身周流が整うことになりました。手首の凝りがほどけ始めた数カ月は、体調がこわれて、なかなか戻りませんでした。反応です。

ほどけた手首というのはとても気持ちのよ

いもので、プロ野球のピッチャーたちの気持ちが、よく伝わってくるようになりました。不思議なことです。彼らの手首は魔法のように軟らかく、強靱です。投げ出される球は蛇のように生々しく、見えないほど速いです。

(K)最後に、お相撲さんの「股割り」をやる必要があります(**図9**)。真向法などでも紹介されていますが、大腿部のつけねの筋をやわらかく保つのは、健康と若返りの秘訣《ひけつ》です。努力して少しずつ開脚ができるようになってください。百八十度まではなかなかいかないと思いますが、やり続ければ、どうにでもなっていくものです。

ロケット工学の糸川英夫先生は、台の上に足を上げるやり方で開脚を始められたそうです。毎日、新聞紙を一枚、台に積み加えて、高くされていったそうです。私は風呂上がりに目の高さのタンスに足を上げて、足指の間を乾いたタオルで拭《ふ》いています。床に足を伸ばして座り、前屈しながら開脚していくのが一般的かと思います。息長くやってください。大げさに言いますと、肉体的若々しさが整います。

② 午後の健康法

午後、活躍する器官は、大脳、心臓、筋肉、胃腸の四つです。午前中、主に活躍した四つの器官の仕事と比べると、驚いたことに、このグループの仕事は全く反対で、活動して、体液を消耗してしまうことなのです。十一時三十分頃までに、浄化、充気されて、アルカリ体液に戻されていたものを使いこなして、すっぱい酸性体液に戻してしまうのです。大脳を使って働き、筋肉を使って働き、胃腸の筋肉は消化吸収に励み、心臓は活発にリズムを打って、血流を盛んにします。これによって、使い終わった酸っぱい体液こそ、朝の四つのグループの好むものだったのです。

午前と午後のグループが、見事に組み合わさって生かし合う構造には驚かずにはおれないでしょう。これが、人体は本来、病気にはならないという原理の中核の一つです。

午前中、筋肉を強く使って仕事をやると、植物循環への力が不足してうまく働かないことになり、これが続くと、体は不調になっていくことでしょう。健康体の人も少しばかり気配りしてほしいものです。朝のジョギングが強過ぎるのも体に悪いことになります。私の家の近くに、有名な高校の駅伝部の宿舎がありますが、朝、暗いうちから走っています。体力に恵まれた若者たちとはいえ、不健康への道を歩かされては困ります。

さて、これらの事情から、朝食は少食がよいことになります。朝食抜きの子どもたちが問題になっていますが、朝、おいしく食べられない子どもたちの多い時代になってしまっているので、そのような子どもたちにとって、朝食抜きがとても自然な、そして大切な健康法なのです。これを学校側もぜひ知ってほしいと思います。空腹をかかえて昼食を待てるようなら、これ以上素晴らしいことはないのです。水を飲んでもらえるなら、最高なのですが。

朝の運動としては、快活な散歩くらいが正解、また、太極拳などは理想です。夏の朝など、これで汗をかけるなら、最高の健康法となり、圧倒的な治病効果となります。

さて、午後、遊んで暮らし、大脳や筋肉を使って逞しく活動することがなければ体液消耗が果たされず、アルカリ体液のまま夜を迎え、気分がすぐれません。消化不良の一日というわけです。夜から午前の四つのグループは酸性体液をご馳走として喜びますので、これではうまくないのです。午後、なまけて暮らすと病気になるということです（少々、大げさな表現ですが、理論上はこれでよいでしょう）。

午後、いろんなストレッチ体操や健康法をやっても、気分はよくありません。体にむなしさがわいてきます。間違いというわけです。病気がちな人でも、午後は無理してでもセッセ、セッセと頑張って、体液を消耗しなければならないのです。何か少しでもお役に立とうとして、頑張るのが午後の健康法です。

③ 夜の健康法

夜は、午後大活躍した動物循環から解放されて、翌日の午前中まで働いてくれる植物循

図10

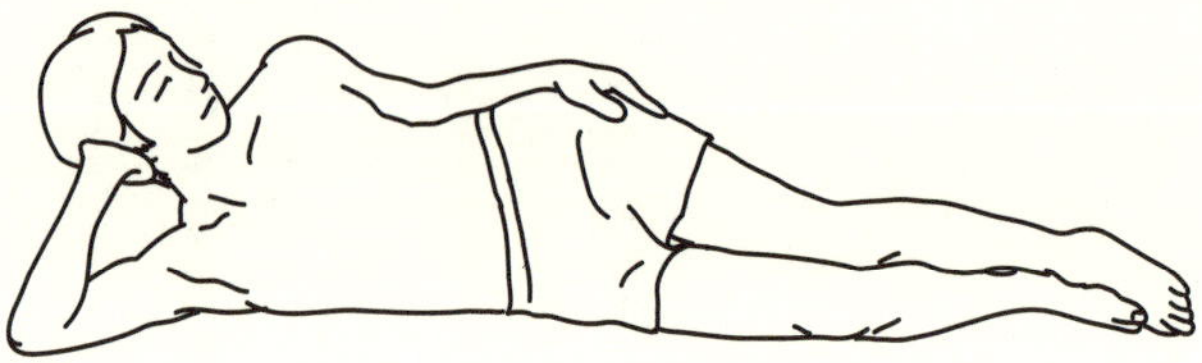

環へ帰る時間です。
　夜の一家団欒こそ、理想的な夜の健康法になります。忙しい今の時代には、困難な場合が多いかもしれません。多くの場合、午後の緊張が取れないまま眠りについてしまいます。不思議なことですが、起きている間に植物循環に帰らないと、眠ったからといって緊張が解けるわけではありません。結局、緊張のまま眠って朝を迎え、疲労が取れていないことになります。これこそ、一億総病人時代と言われる時代の一般の姿です。お酒が活用される理由ともなっています。少量を上手に活用して、健康の秘薬としてほしいものです。しかし「病体には毒」が原則です。
　さて、植物循環への上手な戻り方です。テレビを見ながら、腕で頭を支えて横になっている姿が見られますが（図10）、番組の内容が良いレベルの楽しさをもたらすものなら、これはとても良い健康法となっています。番組のレベルが低いと心の緊張はほどけません。大切な選択となります。入浴はとてもよいです。カルキ臭を除いた水が大切です。自然のものを原料にした良質の薬湯を活用するのもよいです。

私は、過労で緊張が取れない時、農園の生姜《しょうが》を百五十グラムほどすり下ろして使います。お湯が甘くなります。素晴らしい活力と疲労回復を与えてくれます。安価な化学合成物により、強い臭いのつけられた入浴剤はおすすめしません。

お酒は過ぎると間違った睡眠に入ってしまい、眠りの実感のない朝を迎えて疲労が拡大して残ります。悪循環の始まりとなります。

「病気にならない生き方」の著者、新谷先生は、酔ったままの睡眠が病気の原因にもなると語っておられます。充分に酔いが醒《さ》めてから眠りにつくことが大切です。

夜のリラックス・ストレッチも、少々ならよいですが、過ぎると逆効果となります。一人金魚体操、足指の摺り合わせなどはいいです。

理想的な睡眠への入り方があります。瞑想して、一日の自分の姿を振り返って反省した後、無心になって、静まりかえってから就寝することです。これをやりますと、もう植物循環に入っていますので、とてもよいピカピカの朝を迎えることになります。これは病気

総合的自然生活法（病気のある人用です。健康人にとっても理想の姿）

11:30昼　午後	18:00　夜
米（玄米が理想）、ゴマ塩、自然塩、みそ汁、海草、つけもの、小魚 この生活法の中では塩分を減らす必要がない	早目の夕食（21時までに） 普通の食事（少食、白米でよい）
大らかな、強い労働 積極的にお役に立とうとする活動意欲	大脳からの解放 胃腸、筋肉のリラックス 深い眠りのための努力 安らかな心、反省、22時就寝
交感神経活性（動物神経） 脳脊髄神経活性 大脳、心臓、筋肉、消化器活動	副交感神経に戻る
動物循環（アルカリ体液が必要） 胃腸の緊張、活性、血流が起こる 労働、思考等でアルカリ体液を消耗 酸性体液をつくる	植物循環に戻る （解毒、浄化）
お役に立とうとする積極的活動 労働、思考	安らぎ、リラックス 1日を振り返る

治しの最高峰ですが、前線のビジネスマンにとっても、人生の転換をもたらすでしょう。

これはまた、高僧《こうそう》の毎日とも言えるでしょう。人生の善循環の始まりです。

さて、特に厳しい不調和に悩んでおられる方のために、とっておきの夜の手当法を紹介します。名づけて「天才の温冷シップ法」…一人でできる就寝前の植物循環回帰法…です。

なお、併せて「総合的自然生活法」を、分かりやすいようにまとめて表にしてみました(右表)。

	8:00　朝
食べもの	食事はない方がよい。少食 生の清水(コップ 2 杯時間をかけてもよい) 生野菜数種のサラダ(有機栽培がよい)、根菜もまぜる(千切りにします)、甘いもの少々はよい。午前の空腹感が健康体を作る
活動	大脳の神経も筋肉も使わず、胃腸も冷え気味のまま、静かに暮らす 散歩、足の気の循環がポイント 気功、太極拳
自律神経	副交感神経活性（植物神経） 肝臓、腎臓、脾臓、皮膚活動
生理作用	植物循環（酸性体液を好む） 解毒、浄化、排泄、生気の充電 アルカリ体液に戻す
精神	静かな安らいだ心 消極的に行動する

総合的自然生活法の要約

①これは、病気の人の治療用生活法です。健康な人でも、この表を実行するなら、自然体のすこやかさを知り、人生が変わるでしょう。「何をどう食べるか」という途方もない重大問題が、ここで解決されています。そして、どのように生きるかについても。

②朝食は、生の清水、朝の冷たい空気、有機野菜各種（根菜も混ぜる）のおいしいサラダ等で気を取り込みます。少々の甘いものもよい。

③昼食は、有機生産の玄米が最高の食品です。自然性の塩をしっかりとる。これらによって胃腸活性が起こり、強い血流が始まる。午後の積極的活動の原動力。

④夜の多食は厳禁。心身ほどけて、植物循環へ回帰すること。

⑤明るい心の維持、お役に立とうとして生きる方向です。

天才の温冷シップ法
～自分でできる就寝前の治療法～

後の理論編で詳しくご紹介する天才・多田政一先生は、数年前、帰天されましたが、多田龍生氏が後継者としてNPOユー・アイ・クラブ（巻末紹介）を主宰しておられます。そこで集大成されている簡便な植物循環活性療法がありますので、ご紹介します。自然治癒力復活にこの上ないものです。これでぜひ、新しい人生軌道を歩んでください。

夜九時～十時頃が最適です。夜ふけや夕方は少し無理があるでしょう。朝は体をクールに保った方がよいので、刺激が強過ぎるかと思います。病気の人は特に正確に注意を守って行ってください。間違いがあると逆効果になることがあります。上手にできるようになると、次の朝、目覚めたとき、体がひきしまって生き返っているのを感ずると思います。これと並行して、心の安らぎにも努力工夫してください。次の日の午前中の過ごし方にも気をつけていただければ、この上ないと思います。

詳細は、NPOユー・アイ・クラブ本部へ
TEL　〇五五―九七八―五八四九
FAX　〇五五―九七九―二三六五

第三車線　心の健康法
……仏陀様の直伝です。やさしく書きました……

さて、この第三車線では、「大きな安らぎの壁」に抱かれて、喜びのある毎日に至る道について書きます。第二車線の肉体の健康問題は、「逞しい農家のおばさん」のレベルに例えることができます。そしてこれからお話しする心の健康問題は「女王様」のレベルと表現することができます。変なたとえですが、農家のおばさんもその心は女王様を目指せばよいのです。悩み多き人でも、この章でヒントをつかんで頑張れば、「安らぎに満ちた大きな白いバラ、オードリー・ヘップバーン」のような輝きに近づいていけるでしょう。

心の悩み、心の病体を粘り強く越えていくと、次第に明るくなっていく自分を見つけることになります。ダイヤモンドのようなヘップバーンの心が少しずつ身近になってくることでしょう。彼女は女神様の仲間です。明るくなっていく心は、いつの間にか虹色を帯びてきます。この虹色は「愛」と呼ばれています。

心の病気の名前と対策

① 欲張り病
② いかり病
③ いばり病
④ うたぐり病
⑤ 怨み病
⑥ やきもち病
⑦ 劣等感病
⑧ わがまま病
⑨ 障害者の心について

心の病気はまだまだたくさんあるでしょうが、多くの場合この中に入ると思います。さまざまな悩みに囲まれている毎日ですが、それを整理整頓して、その悩みの根本《ねもと》が、自分のどのような心の悪い癖《くせ》から来ているかを見極めることからスタートです。反省と自分の個性の診断です。不思議なことですが、静まった心で自分を見つめると、それが分かるようになってきます。そしてそれによって自分が明るくなってくるのです。同時に、肉体の病気もほどけてくる原理です。

①欲張り病

欲張りを意欲という言葉に置き替えてみますと、欲張りはとても大切な人間の長所となります。意欲があれば、人間は何でもできます。意は意志のことであり、「人間の意志」は本来、理想を追いかけるために人間に与えられた最大の輝く心の一つです。

つまり、理想へ向かう欲は人間の輝きであり、自分中心のためだけの欲が欲張りと呼ばれることになります。欲張りが過ぎた場合、そこに悩みが生じてきて、欲張り病へ向かうことになるわけです。

欲を野放しにしてしまい、欲望という狼に取りつかれてしまうのはよくある姿ですが、こうなると肉体の限界を超えた仕事におそわれたり、あせりが押し寄せてきます。人に嫌われて、心が荒れることにもなるでしょう。

簡単に言いますと、地位と名誉とお金を追いかけて、厳しい過労の状態にある自分を見つけたならば、少しだけ軌道修正が必要です。世に理想というものがあって、それを追いかければいいのだと思いついてください。

欲張り病の特効薬は、何と「理想」という薬を見つけて服用することだったのです。欲張り過ぎの社長さん、夫婦で欲張り合って、背中を向けてしまっている場合等……どうぞ皆さん、独自の特別の薬、「理想」を見つけてください。相手にお役に立とうとすることです。欲張ってたくさんのものを手に入れた後、それを活用して、実は私たちは理想を、夢を、安らぎを、美しい芸術をつかみたいのです。しかし、今、周囲を見回してみると、一見特別豊かそうでない人たちがすでにそれらを手に入れて暮らしていることに、気がついてください。

②いかり病

「怒りは肝を破る」という言葉がありますが、怒りぐせがあると、肝臓が不安定となり、弱ります。また逆に、肝臓が弱いとスタミナが切れやすいので、一日の仕事の終わり頃はいらいらして怒りっぽくなります。これがさらに肝臓を弱らせます。これは当然、前述した午前中の植物循環の不調和につながります。解毒作用が弱って、アルコール、動物蛋白質、諸添加物の解毒がうまくいかず、悪循環に入ります。

周囲の人に多大の不安をもたらしてしまう怒りぐせを治すには、これを自分でしっかり自覚して暮らし、働き過ぎを自戒し、肝臓への感謝を忘れず、できるだけ健康食、自然食を心掛ける必要があります。朝、コップ二杯の生の清水と生野菜食が肝臓の働きを生き返らせます。朝食抜きをおすすめします。昼食に一回だけ玄米食もよいです。お酒がとても負担になることは、自分で分かると思います。不思議とこの病体では、お酒に逃げやすい傾向があり、悪循環の典型となっています。治るまでの間だけ、お酒を半分か三分の一に減らしてください。

もちろん、一時間早く寝て、一時間早く起き、朝の健康法をやっていただけるなら、肝臓の不調和はすみやかに治ります。また、前述した天才の温冷シップをやりますと、アルコールは飲まないでぐっすり眠ることができます。人生が明るくなっていきます。

また、怒りのもう一つの大きな原因があります。仕事で疲労したときやお酒を飲んだとき、またはある特定の人と顔を合わせたときとかに怒りの心がわいてくる状態はありませんか。その場合、いつも自覚して自分を抑える練習をしていくほかありませんが、それがひどい場合、本気でこれを解決したいならば、どうしても、宗教的な学びが必要となります。宗教で学べば、その悪い癖を卒業することは、特別困難ではありませんが、安全な良い宗教を選ぶ必要があります。

私も肝臓が強くないので、くたびれるといらいらが生じ、怒りっぽくなります。その時は仕事のペースを落として、なまけることにしています。

また、転生輪廻といって、人は死後、天国へ帰り、数百年後また生まれてくるという生き方を続けています。これを知らず、人生は一回きりと考えている今の時代なので、みんなが焦りの人生になりがちです。転生輪廻を体得すれば、とても楽々となるのですが、知らなければこの焦り、行き詰まり感から、人々の心の中に無限のいかり病が生まれ続けています。

③いばり病

いつもいばるほかに手がないという人は少なくありません。天狗様はいばり病の典型です。一般的に言って、本当に豊かな教養を感じさせる人は、いばらないようです。

いばり屋さんは一種の行き詰まり状態にあります。知性の伸びが停止した状態です。これ以上伸びようとしないので、優れた人を見ても、学んで高まろうとする努力をしません。そのため、もはや、自分より優れた人を認める余裕がなく、常に自分を「一番上」に置いておくほかはありません。激しい知性の行き詰まりです。

「広く学んで無限に成長し続ける努力」それがいばり病の治療法です。また、このような生き方の人は、多くの人に迷惑をかけることがとても多いことを自覚しておくのがよいと思います。いばり病は心の酸素欠乏症です。したがって発ガン性を持っています。

④うたぐり病

なかなか信じ合い切れない夫婦もあるでしょう。それはとても厳しい毎日です。肉体の病気も入り込みやすいです。不安定な心が、自律神経に悪い影響を与え続けているからです。うたぐり病の治療法としては、良いレベルの安全宗教を持って、自分の心を見つめる練習をするのが正解ですが、それ以外にもやり方はあります。

まず、自分が普通の人と違って、信ずることを忘れがちであることを知ることです。これはまた、とてもはた迷惑なことでもあります。

また、自分の過去を振り返って、いったいどの時点でうたぐり病が心の癖となったのかを考えてみることも大切です。加えて、疑ってしまった相手に対して、この上ない非礼をしていることも知る必要があります。逆の立場に立って考えるとよく分かると思います。また、そのような疑念が、多くの場合、自分の独り相撲、勝手な思い込みであることを繰り返し確認し続けることによって、浄化していけると思います。

実は、私にもうたぐり病があったのです。今でも油断すると出てきます。その原因は、自律神経失調症による肉体の不調和と、有機農法の研究を三十年近くやってきて、自然科学者として深く考え過ぎるという性質を心に身につけたことです。この学者系の一つの宿命としてうたぐり病が出たものと考えています。今は、だいぶ卒業できているかと思います。

さまざまな劣等感や、いじめに遭ったり、家庭不和、離婚等々いろんな不幸に負けてしまうと、うたぐり病にかかりやすくなります。心にかかった厚い雲の一つです。いつも梅雨空に暮らしているような自分に気がついてください。

⑤怨み病

人を怨《うら》む癖のある人がいます。これは、とても非礼なことです。多くの場合、その怨まれている人が、特別、悪意に満ちていたりするわけではありません。その病を持つようになった人には、複雑な原因があろうかと思いますが、それを越えなければ友達も出来ないし、孤独な人生を一人で歩むほかはないでしょう。怨み心を卒業するためには、やはり、良い宗教に入って学ぶのが正解です。

多くの場合、この怨み心は、その人についている憑依《ひょうい》霊の波動から生じています。そのため、この霊が暴れている時は、その怨みという毒の心を受け取ってくれる相手が必要となるのです。たまたまその人と付き合ったばかりに怨まれてしまってはかないません。

宗教には近づけないと言われるなら、自分の努力でやる方法はあります。まず、自分の怨みぐせをはっきり見極めることが第一です。「普通の人の驚くようなとんでもない心の癖を自分は持っているのだ」ということを繰り返し確認できるようになることです。その悪い癖が出ている時の自分は腹黒い自分であり、自律神経を黒い雲でおおい尽くして、自分を病体に追い込んでいることを知ることです。腹黒いので腸内の力が抜けてしまいます。

これが自覚できるようになれば、この癖を越えようとする気持ちを持つことができると思います。自分で常に自分を見つめて暮らし続けることで、この心の病と対決して、勝利できます。

歴史上、国家間で、また個人の間で「怨み」の応酬《おうしゅう》によるドラマが繰り返されてきました。自己の心の正体を常に見極めて生きることの大切さを学んでいきたいものです。

⑥やきもち病

嫉妬《しっと》、ジェラシーという言葉もあります。これも時として、やる気の源として活用もできます。自分より実力の高い人、先行している人、学歴の高い人、自分より美しい人等々に嫉妬してしまう人は少なくないでしょう。自分が嫉妬している相手は実は自分が目標とすべき人、努力して追いかけて追いつかなければならない、尊い存在であることを知る必要があります。自分はあのようになりたいのです。嫉妬心にむち打って、その人に追いつくために大いに努力をすればよいのです。努力と進歩をおこたって、嫉妬病に取りつかれたままの人もいます。この赤い嫉妬のヘビにいつまでもまきつかれていては大変です。心身がとても不安定になっていきますので、要注意です。自律神経の失調症を内包してしまい、いつまでたっても、飛べない小鳥のままの人生になる恐れがあります。思い切って、その人を追いかける努力を始めてください。それが治療法となります。高くそびえている人を嫉妬できる人は、それだけ自分も大きいのです。努力して進歩し続ける人には、嫉妬は良いエネルギー源ともなり、その人の嫉妬病は重くはないのです。

⑦劣等感病

全面的に整っていて、全く弱味のない人はとても少ないと思います。誰でも隠している弱味の一つや二つはあるでしょう。劣等感だらけで、世間の裏から裏を歩いている人もいっぱいおられます。いくつかの点で特別の優越感を持ち、それを帳消しにする劣等感を心の底に隠している人もいます。

自分のことを言いますと、体が小さいのが青年期のひけ目でした。勉強は人並みで、あまり本も読まず、一般教養に欠けているところがあり、気になります。農業で頑張って、体力で生きてきた農家のおじさんです。周囲には幅広い、正確な記憶力を持った教養人が何人もいますが、この人たちにはまいります。

しかし、私の果たすべき使命は、あまり記憶力がよすぎて、過去にひきずられていてはできない内容のものなので、このくらいがよいのかもしれないと考えることにしています。私はいわば未来派であり、未来を拓く仕事を持っているからです。ある点で過去をふっ切るところがないと今世紀中ほどの地平は見えてきません。それは、今日の唯物科学者方の想定外から拓かれてくるものだからです。

人生はまさに一勝一敗です。総理大臣が、真夏の都会のアスファルト上での工事の仕事がやれるでしょうか。小説家が、マグロ船に乗って半年もの間、はえなわを上げ続ける仕事に耐えられるでしょうか。プロのスポーツ選手が、小学校の子どもたちを、こまごまと面倒を見ながら勉強を教え続けることができるでしょうか。心と体の調子を整えて、自分の仕事に励んでおれることが一番素晴らしいことです。人生は一勝一敗、それで文句なしだと思います。

劣等感病の治療法は「努力によって伸び続けようとすること」です。進歩を怠ってじっとしている人に多い病気です。

⑧わがまま病

さまざまなわがまま病があります。自分で気づかないままにこれを続けていると、どこかで人生の軌道修正が働いて、挫折するようになっています。痛い目にあってしまうわけです。この時、しっかり気づいてほしいものです。

楽しいこと、ほしいものを自分だけに集めてしまおうとするのですが、集めても集めても満足がやってきません。それどころか、逆に、もっともっと欲しくなって、不幸感の方が増大していきます。安らぎと満足はいったいどこからくるのでしょうか。

心の世界は物質世界とは反対につくられていて、人に与えた「安らぎと喜び」が、自分の安らぎと喜びの貯金通帳にたまってくるのです。あまりにも単純な、あまりにも尊いこの真実を語ってくれる人は、今の時代にはあまりいないでしょう。これを知ったとき、わがまま人生がいかに恐ろしい姿であるかが見えてきます。真っ青になって自分のわがままを見つめてください。まるで、夢の中で黒いヘビに追いまくられて逃げ続けているかのような、そんな人生軌道にいる自分を見つけてください。与え続けてくれている周囲の方々からの「安らぎと喜び」を、涼しい顔でただのように集めてまわって、消耗し続けている自分を発見してください。人からのいただきものを集めれば集めるほど、渇いていく自分の心を見つめてください。「お役に立って生きようとする人生軌道に乗ること」が治療法です。

⑨障害者の心について

障害者は病気ではありませんが、この方々をどのようにとらえたらいいでしょうか。わが家でも、一番下の男の子が仲良し学級を卒業しました。てんかんの発作もあって、薬を飲み続けています。三歳児程度のところで知能の成長が止まっています。「幸福の科学」では次のように教えていただいています。

『障害者は、もし正常に生まれ育ったなら、とても高いレベルの人格者である。今回の人生では「人様にただお世話になるだけの厳しい人生を生きる修行」として、自分で選んで生まれてきている。このような姿で人生六十年をまっとうする努力は、並大抵のことではない。しかし、この不自由の中で、どこまでお役に立とうと努力できるかを修行している』

さて、人間は死んだり生まれてきたりして「転生輪廻」を繰り返しているものであり、その中で、このようないわば六十年の「荒業人生」を組んで生まれてくることもあります。この荒業に挑戦できる人格は、とてもレベルの高い方々だそうです。私が自分に置き替えて考えてみると、果たして六十年の障害者人生に耐え切れるかは自信がありません。それを、この子らは果敢に選んで生まれてきているのです。この子はいつもそばにいますが、実に積極的にお役に立とうと精一杯努力するのには驚きます。それが思いどおりにできないくやしさに六十年間耐えて生きるという荒業です。

そのように解釈すると、障害者たちの姿がとてもよく見えるようになります。その荒業の姿には、驚くほかはありません。一人一人の心の中身はとても気高い人格者たちだということが次第に透かし見えてきます。

心の不調和から生ずる肉体病

Ａ　愛の思い

私の東京時代の知り合いで、パリ暮らしの経験のあるご夫婦がいました（教師、絵描き）。奥さんは外国生活の緊張と、慣れない土地での子育てで、それほど丈夫でもなかった体をこわしてしまいました。パリでは病院通いが続き、たくさんの薬に頼るようになりました。子ども二人を連れて帰国し、彼は高校の教師に戻りましたが、彼女の体調は戻らず、薬を止めることもできず、やがて発ガンし、子どもの成人を見ずに帰天しました。おばあちゃんの加勢で子どもは大学を出て、無事成人しました。

この育ちの良い奥さんの、いったいどこに発ガンの原因があったのだろうか。今になって考えてみると、彼女の育った環境が良すぎたことに原因がありそうに見えます。とても聡明な方で、育った家庭も良かったのですが、彼女は自分から積極的に動くのが苦手でした。ご両親の面倒見の良さが裏目に出てしまったように見えます。両親は、娘にはすべてを与えて、何一つ不自由をさせず、愛情で満たし切ろうとして育てました。そのため、彼女は人から与えられる愛情で豊かな人生を送れるものと思っていました。

彼女のいったいどこに間違いがあったのでしょうか。心の健康は、ここに答えを出さなければならないでしょう。もし胃ガンにならなければ、彼女は才気あるやさしいご主人に恵まれ、満ち足りた愛の家に住み続けられたのではないでしょうか。

これを解くには、「愛」というものの特別な性質について知らなければなりません。人をも自分をも幸せにする力は愛です。愛に抱かれている人が幸せな人に違いありません。その愛の力は、一人一人の心の中に、奥深いところに、無尽蔵に眠っています。誰でもこれを掘り起こして、ゆるぎない幸せを築くことができるのです。

愛は不思議な性質につくられています。愛は夫を喜ばせるものとして、また二人の子どもたちに与え続けるものとして引き出すときに、無限にわいてきて、彼女自身をも勇気づけ、元気づけたことでしょう。外国暮らしで弱ってしまった彼女は、夫からもらう愛によって生き抜こうとしました。以来、彼女は、いつも夫を側に置きたがりました。しかし結局、愛の壁にやさしく守られることなく、満たされることなく、発ガンしたのです。

生きる力「愛」の特別な性質を知ってください。愛は人からもらうだけでは足りないのです。自分の愛を燃え立たせることができるのです。その熱っぽいものを家庭に満たせばよいのです。夫を安らぎで満たし、二人の子どもを母の愛で満たした時、そこにあふれた愛が、彼女を安らぎと健康の力で満たすことになったことでしょう。人に与えるものとして自分の中から掘り起こす時、愛は輝きとなり、その輝きは、実は、自分のものともなるのです。

「生きる力」の別の呼び名「愛」は、「与える」という言葉とワンセットになっているのです。

B 母の死

私の母は、八十二歳で帰天しました。父を〝食源病〟とも言える脳血栓で亡くして以来、自然食に取り組みました。有機農場での玄米食が彼女の体調を復活させ、積極的に私を助けてくれました。マクロビオティックの迫《さこ》とも子先生を迎えて、正食料理教室も続けました。多くの知人たちは、骨太で逞しい母を、おそらく百歳くらいまでは楽に生きるだろうと期待していました。しかし、思わぬ腸の不調で入院、半年後には帰天しました。

当初、私は体力を残しながら寿命が尽きたのだろうと考えていました。しかし、帰天後、一年ほどして、その早死の根本原因を私なりに理解することができました。腸ガンであったかと思います。病状としては血液性状の悪化であって、輸血を繰り返しました。腸を食べものが通りにくくなったことを母は訴えていました。血液は腸で新生されています。ほかに何一つ病気になる理由はなかったのですが、一つだけ、母は心の闇《やみ》を持っていました。とても明るく快活でしたが、一人の方との強い心の葛藤がありました。いつも顔を合わせるその方を心から尊敬して付き合うことができませんでした。私のすすめた禅の修行も板について、とても明るかったのですが、その心の中の一点の闇を越えることはできませんでした。いわば、一点の「腹黒い思い」を持ち続けていたのです。この闇が腸内に気枯れを起こしてしまい、酸欠となって発ガンし、食べものが通りにくくなったものと思われます。

腸は血液をつくるところですから、これで血液の性状が乱れて、輸血を続けることにもなりました。心の闇が、この上ない有機農場での自然生活さえも無視して発ガンさせてしまうことを、母の姿で知ることになりました。

また、母はとても働き者で、体力にまかせて働き過ぎるところがあり、腕に力が入り過ぎるところもあって、若い頃から腸に弱点があり、真夏の働き過ぎの時は便秘に困ったものでした。玄米自然食でこれを克服して若返っていたのですが。

もしも、母が発病した五月の時点で、私がこの発ガンと心の闇に思いつくことができたなら、その時すでにだいぶ症状は進んでいたでしょうが、その葛藤を教えて反省してもらい、その黒い思いを放棄し切ってもらえば、まだ道は残されていたかもしれません。葛藤の相手と和解して、涙を流せば、一晩で、ガン細胞は良性の腫瘍《しゅよう》に変わったかもしれません。母の海山のご恩に対する本当の感謝の心は、当時まだ、まとまり切ってはいませんでした。思わぬ母の体調不良に、充分の心配りを果たし切ることができませんでした。悔いの残る死別となってしまいました。

母の毎日の全体像を見ても、この点しか、発ガンの原因を見つけることはできません。また、この心の葛藤を起こしてしまった母の精神的基盤について話しておく必要もあるかと思います。

母は大正十三年、農家に生まれ、小学校卒でした。かろうじて戦前派と呼ばれる世代に入ります。終戦の日にやっと二十二歳で成人に達していました。幅広い教養などとは縁の薄い世代です。戦中戦後の混乱期が母の青春と子育てでした。その心は天皇とともにあって、無心に生きて、御国へご奉仕することでした。

しかし、神様であったはずの天皇が、敗戦後、一人の人間に変わられたのを母は目撃したのでした。まるで、木枯らし吹きすさぶ八代平野の冬のあとに、桜の輝く季節が訪れる天然の現象と同じように、神様は本当はやっぱりいなかったのだということを確認してしまったのです。多くの人々が母と同じような思いで戦後を生きたことでしょう。

この後、母はこの実体験を越えることはできませんでした。幅広い学びもありませんでした。この無神論が彼女の人生に大きな限界をつくりました。

その後、近くに禅道場が出来たことで、私の紹介で、母は座禅の会に通い始め、次第に身が入り、心の修行が進みました。さらには、「幸福の科学」による、二千五百年ぶりの仏陀様のご降臨による教えを学ぶチャンスも与えられたのですが、理解が進まず、「自分には、これを理解する力がない」と言って、中断しました。心の問題に関する彼女の最後の失敗の伏線がこのあたりにあります。神仏はいないと思い込んでしまった人は、遠慮なく人を怨み続けてしまうことができるのです。

C 夫婦の対話

大学時代の運動部の先輩の夫婦についても思い出すことができます。だいぶ私より年上だったのですが、二十年ほど前のことです。子育ても終わった、外見上は仲の良い夫婦だったのですが、早々に奥さんが帰天してしまいました。胃ガンでした。何回か病院へも見舞いに行き、夫婦の会話も聞きました。以前は家にもよく行きましたので、お二人の仲はある程度分かっていました。

病院での、彼に対する奥さんの瞳は、不安と不信感に満ちていました。彼は「貯金通帳が見つからん、病院代が払えんぞ」と言いましたが、彼女は口を開こうとはしませんでした。この上ないやさしさを持った奥さんだったのですが、そのすれ違いの本質は何だったと皆さんは想像されるでしょうか。

彼は、大きな会社の有能な社員で、収入は安定していて、それなりに不自由のない暮らしでした。この充分な収入、これ以外のものを彼は奥さんに与えることを知らなかったのです。彼女は愛情のやり取りの豊かな家庭に育っていましたので、お金のことがすべてで彼女との心の交流に全く興味のない夫に強い失望を持っていました。子育てに追われることで紛らわせてきたのですが、二人だけになったときに、もう耐え切れなくなってしまい、激しい失望から発ガンしました。

女性は、男性との心の交流を、愛ある言葉の交流を求めて生まれ育ち、結婚します。このことを私たちはどこまで学び、どこまで知っているでしょうか。夫婦の心の対話のありさまは、無限の困難と無限の喜びの可能性を秘めています。

人類は男と女、いわばプラスとマイナスで出来ています。この触れ合いの豊かさから、人間世界が始まっているわけです。夫婦の対話が生き生きと進んでいるとき、人生は稔っていることになるでしょうし、その時、地球は救われているのであり、地球が安らいでいることになるでしょう。

D 肺ガンと大腸ガン

運動不足が過ぎると発ガンする場合があります。肺が機能を落としたまま、炭酸ガスが肺に溜まりがちになります。生まれつき肺が弱くて、運動嫌いのタイプの方です。弱い肺には「憂いや悲しみ」の感情が宿ります。結核になったりもします。

この場合、もう一つ考えなければならないことがあります。肺と大腸は夫婦の関係にありますので（東洋医学的に太陰肺経、陽明大腸経といいます。174ページ参照）、双方は同時に病んでいると思わねばなりません。肺は横隔膜を上に引き上げる力、大腸はこれを下に引く力です。この夫婦の協調によって横隔膜は上下し、呼吸が成立しています。

この両者の調和がこわれると、肺と大腸に酸素欠乏や気の欠乏が起こり始めます。これが、肺ガン、大腸ガンの発病の土台となります。この場合快活な朝の散歩が治療の第一ですが、一日中そのような快活さで過ごせるように心の学びをもすることが本筋です。

人生の立て直しを考えてください。たばこがよいはずはありません。朝の風で肺を洗ってください。有機の野菜をたくさん食べて、大腸をこのすぐれた、輝かしい生きた植物繊維で活性化してください。朝の太極拳は特効があります。

憂いと悲しみという冷たい手で両足をつかまれて、身動きできない、消極的な自分を発見してください。勇気をふりしぼって、明るく高く、歩き出してください。
肉魚の美食大食は大腸に悪いのです。生きたセルロース（植物繊維）摂取による「大腸内浄化と気の供給」が大切な治療法となるわけです。生きのよいセルロースが含む炭素原子の素晴らしい仕事です。良い野菜と玄米食を――。

E 子宮ガン・乳ガン

大脳のさまざまなトラブルは、あまりにも酷使した部位と、全く使わないで退化してしまった部位に起こります。熟年になると、退化した部分は当然血行不良となり、酸素欠乏、気枯れとなって、血管がもろくなっていくわけです。脳内出血を起こして、一部の言語障害を起こしても、その人の性格は大して変化しません。それまでほどよく使ってきた部分は健全だからです。使わないで退化してしまった部分が酸欠して弱って、出血するからです。

ここからは、子宮と乳房が、忘れられたら発ガンしやすいという話です。退化し過ぎると危ないのです。この二つの器官は、女性特有のホルモンによって潤されていなければなりません。ホルモンが枯れると当然、気が枯れます。気が枯れると、酸素はあっても仕事ができないのです。酸素欠乏が生ずることになります。

調和した自然の女性の姿は、世に優美さを与え、やさしさを与えてくれています。女性の大切な使命は、力と頭脳だけが取り柄の男たちの渇いた世界を、潤いと優美さで中和することです。

さらに、女性には母性性が恵まれており、いくつになってもそれを大切にして生きなければなりません。男顔負けの大活躍をやり過ぎて、女性性を忘れてしまうと、ホルモンが枯れて、子宮と乳房が酸素欠乏となってしまうのです。その酸欠のピンチを少しでも助けるために、無酸素で呼吸できる「ガン細胞」という特別の細胞の進化が起こっているのです。

治療法は明らかでしょう。女らしさを取り戻すことです。子どもたちに母親の無限のやさしさを注ぎ続けてきたでしょうか。子どもが成人した今はどうでしょうか。やさしさは、実に女性の輝きです。やさしさと優美さで、夫を満たし続けてこられたでしょうか。

これは、心の有様が病気の原因となる典型的な例となるでしょう。この反対が（まだ実感を持ってはいないのですが）、男性の前立腺ガンなのかもしれません。男らしさ、雄々しさを放棄してしまうと、男性ホルモンの枯渇が起こることは、容易に想像できるかと思います。

いずれにせよ、男も女もその自然な性質を離れ過ぎてしまうと発ガンすることがあると

図11

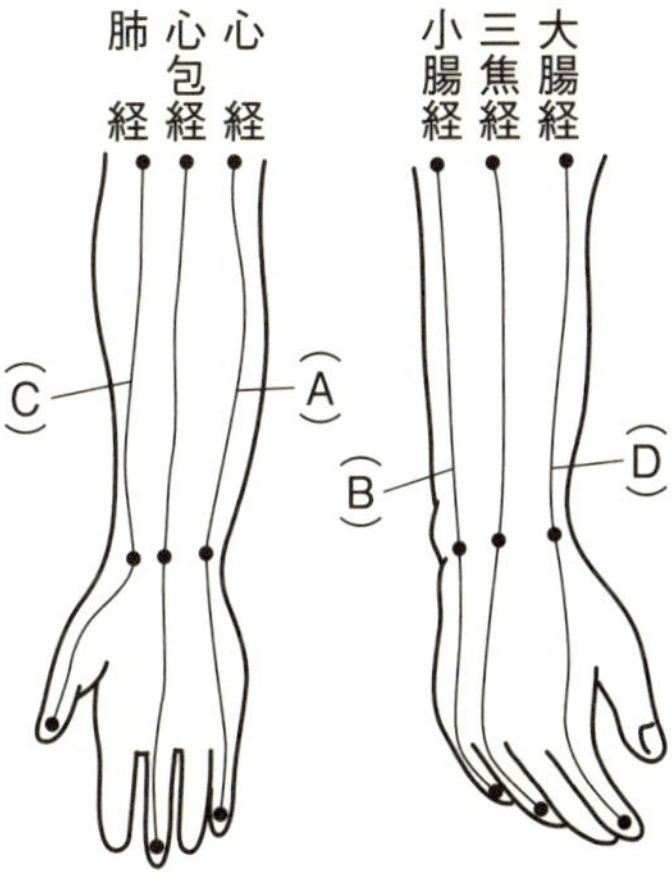

いう例です。また、男が男らしさを、女が女らしさをもって、心を触れ合い、肌を触れ合うのはこの上ないガン予防法であることも自然に理解されてきます。これはまた、最大の健康法でもありましょう。

F 腕の使い過ぎが腸を痛め、腰痛を起こす

東洋医学の経絡図（体の気の流れを示すもの、174ページ参照）の中で、**図11**に示した腕を見ますと、とても興味深いものがみられます。心臓に発した気の流れ（A）が、胴体から出て、腕の内側を流れていき、手首の小指の側を通って手のひらに出て、さらに小指の先まで走っています。さらに、（B）ここで手の甲の方に回り込んで折り返していきます。そして、手の甲側を抜けて、手首を通り、

腕の外側を通って小腸に帰っています。

さらに、もう一つの流れは、（C）肺に発して、同様に腕の内側を通り、親指に近い方の手首を通り、親指に至っています。そこで、また同様に手の甲側に回り込んで、（D）腕の外側を通って大腸に帰っています。さらにもう一本、まんなかに同様の流れがあり、心と強く関係しています。

さて、ここからいったい何が想像されるでしょうか。

まず、手のひらで仕事をするときは、心臓と肺から出る「気」の力を消耗することが分かります。手のひら側は労働を意味しており、心肺の気を消耗しているのです。

次に、手の甲の側に折り返して、小腸と大腸に気が帰っていますが、この帰りの流れが正常でなく、不足しがちになると、大小の腸の気力が弱くなります。つまり、腕を使い過ぎて、手の甲側の帰り道を枯渇させてはいけないのです。

腕の働き過ぎが、大小の腸ばかりか、心にも強い悪影響を与えていることになります。また、腕への乱暴な刺激もよくありません。

それでは、心肺から発したこの大切な気力を上手に手の甲の側にめぐらせて、大小の腸と心を豊かに養うにはどうすればよいでしょうか。

それは、手の甲に力を集めることです。つまり、踊ることです。なかでも、日本的な踊りは、まさに手の甲に気を集めて体に戻す姿にほかなりません。沖縄の踊り、各種盆踊り、レゲエのリズム、以前、流行《はや》ったボサノバなどは、まさにこの仲間です。踊り好きの人たちは手が楽々としており、白魚のように細くてやわらかで、よく甲の方にそります。働き者の指はかたくて、なかなか甲の方にはそらないものです。働いた後は踊り、踊った後は働くように体はつくられているのが分かります。

また、踊り過ぎ、遊び過ぎも、大小の腸が元気になり過ぎて、食べ過ぎ飲み過ぎになりやすく、時として太ってしまってストレスになる場合もあります。このような場合、美食に走るようになって、精力が余ってアンバランスになったりします。「よく遊び、よく働け」と、腕の気の流れの構造が教えてくれています。

さて、腰痛の話です。これにはたくさんの原因がありますが、腕の使い過ぎとも直接関係があります。腕に力が入り過ぎて、こわばって、力の抜けることがない人は、腰痛になりやすいものです。大小の腸の弱りが、腰の筋肉の弱りとなっています。

治療法としては、踊って遊ぶような心の余裕を持つことに尽きるでしょうが、腹黒い思いも捨てなければならないでしょう。いきなりそうもいきませんので、有効なストレッチで腕をリラックスさせる方法を書きます。これで、上手に腰痛を乗り越えることができれば、新しい人生軌道を見つけたことにもなるでしょう。腰痛を心身両面から越えていけば、明るい心で暮らせるものです。

まず、ベッドの中でもよいのですが、十本の指を一本ずつ強く引っ張ってみましょう。この上ない安らぎが腰の中に感じられます。次に、（37～41ページ参照）肩の前側、腕のつけ根の前面中央あたりに、コリコリする突起が感じられます。烏口突起《うこうとつき》といいます。これを親指や人差し指でじわっと押し込んでみましょう。これも腰に素晴らしい安らぎとリラックスをもたらしてくれます。

次は、「金魚体操」です。前にもご紹介しましたが、仰向けに寝た状態で、頭を右に回し、次に左に回します。これをゆっくり繰り返し、次第に早くしていきます。すると、この頭の振動が背骨に伝わって波を生じさせ、足の先まで左右にゆれます。これで背骨をゆるめて、そこに酸素を補給することができます。腰が楽になるのが分かると思います。

次は、いよいよ腕の治療です。腕を前に伸ばして、右まわりと左まわりにねじる体操です。まず、ベッドに起き上がって足を伸ばして座ります。左手を前に出して手のひらを親指を下にして外側に向けます。

小指が上になっていますから、小指のつけ根を右手の親指でつかんで、右回転にねじります。ねじりながら前に伸ばしていき、上半身を前屈していきます。これを左右、二回ずつやります。こわばった腕にはとても厳しいストレッチです。

次は、反対回転にねじります。まず、左腕を水平に出して、手のひらを上にします。その下側から右手の人差し指と中指で、左手の親指を持ち、左回転にねじりながら前に伸ばします。同時に上半身も前屈していきます。これを左右二回ずつやります。厳しいですが、快さが分かっていただければ、続けられるかと思います。

最後は、手首をほぐすことです。いつも意識して、手首の外側と内側をマッサージします。さらに、手首を手のひらと手の甲の方向に振ります。次に、これと直角の方向にも振ってください。大リーグの松坂投手のように、手首がほぐれてむちのようになったら、腰痛も卒業していると思います。

私もやわらかくなりました。朝、五分ほど、コーヒーの豆を手で挽《ひ》くことにして、相当厳しい手首の柔軟体操をやりました。手首がほぐれてくるまでは数カ月体調が整わず、苦しい思いをしました。

手首の裏と表には、三つずつ大切なツボがありますので、ここが開く時は衝撃が大きいわけです。今は松坂投手なみに（？）手首がやわらかく、気持ちがいいです。

G ガンになってしまったら

もし、あなたが、厳しい状況のガンにあるならば、前述したように、自分の心の中の闇を見つけなければなりません。時間が許せば、私があなたのところへ行き、静かな、正直な対話が交わせるならば、あなたの心の間違っているポイントと闇の部分を気づいていただけるように提言できるかもしれません。現実には、それは無理ですが、しかし、約束しましたように、あなたに、そのガンからの復活法を教えなければなりません。

ぜひ一度、近くの「幸福の科学」を訪ねてみてはいかがでしょうか。そして、私よりも上手にあなたの相談に乗ってくれる方々がそこに待っておられますから、どうぞ、話を聞いてもらってください。いか゛にあなたがきびしい゛状況にあったとしても、あなたを安らぎに導くことができるでしょう。どうか、私といっしょに立ち上がって歩いてください。

命は、私たちの想定外に、無限に広がっているものであり、私たちのこの命は、肉体が死んだ後も生き続けていくものです。心霊体となって生き残り、帰天する存在なのです。だから、遅すぎるということがないのです。

H 失望

人生計画の中には、「失望の時代」が組み込まれています。病気に悩み続けている人々には、失望の雰囲気があります。ひょっとしたら、失望に落ちてから病気が始まったのかもしれません。

失望していると、どんどん悪いものが寄り集まってきます。失望病の治療法は希望を見つけることです。心の世界はとても広大なので、泥沼も無限に広く、多種多様ですし、明るい展開の可能性も無限です。最も本格的な希望の発見法、最高の希望への近道は、失望して暮らしている原因について、よく考えてみることです。失恋、離婚、倒産、失業、病気、夫婦の不和……。これらのいたたまれない状態の中で、その原因について、自分の性格に責任がある部分を探し出すというのは、あまりにも難度の高い注文でしょうか。

「失望」というのは、一種の入学試験のようなものであって、正面突破していくべきものとして現われてきます。そこで、自分の性格に原因がある部分を見極めれば、失望が解けやすいし、解けてしまうことも多いのです。

また、次回から同じ失望に落ちなくてもすむようになります。失望の根本原因を自分の性格の中に真に見極めた時、不思議なことに、そこはもう希望のスタート台の上なのです。最高レベルの入試合格です。あなたが高校生ならば、あなたの失望は高校レベルで解ける問題であり、成人ならば、成人レベルのよりむずかしい問題となっています。

いずれにせよ、その人が全力を挙げて取り組んだ時、見事にクリアできるようにつくられています。どうか、心の健康法のところをもう一度読んでください。

さて、先日、NHKテレビで、愛情あふれる、ある病院に入院中の女性が医師と話していました。女性はすでに生き続ける意欲を失っていて、退院を恐れ、病院を出ていく自信を持っていませんでした。夫とは早く別れ、さんざん苦労して育てた娘とは、今は交流も乏しく、見放されていました。娘は、「母とは、これ以上近づきたくない」と言っていました。老婦人は、娘を上手にやさしく育てるお金と心の余裕のないままやってきたのでした。

今、こうして娘から無意識のシッペ返しを受けて、返す言葉もなかったのです。教養もお金も、安心して住み続ける家さえも持ち合わせていないこの老婦人に、それでも本書は何かお役に立たねばなりません。

前述したとおりです。失望とあきらめからは、健康法は生まれてきません。それどころか、失望こそ無限の病が発生する沼地なのです。夢や希望を見つけた時、心体が明るい光を帯びるのです。

この老婦人の、それでも、心の底には、夢も希望も、さざめき合って出番を待っていることを知ってもらう必要があります。

若かった頃の、青春の歌はありませんか。楽しかった頃の思い出は、その心に引き出せないでしょうか。訪ねることのできる故郷はありませんか。どこかでとても美しい絵を見た思い出はないでしょうか。初恋の人の面影はもう忘れましたか。

こんなさびしい入院の時に、あなたはたった一人で暗い砂浜のようなところを歩き続けているのかもしれません。仏様はあなたを見捨ててしまわれたのでしょうか。砂浜には、確かに一人分の足跡しか続いていません。

「たった一人で、どこまで歩き続ければいいのですか、仏様?」とたずねてみてください。御仏《みほとけ》は何とお答えになるでしょうか。

「確かに、足跡は一人分だよね。それは、私があなたをおんぶして歩いているからだよ」

仏様はそうお答えになると思います。あなたが一人で歩き始めるまで、あなたをおぶって歩いてくださるに違いありません。

あなたは今、そのように病院で素晴らしい休養に恵まれています。御仏《みほとけ》の背中におられると思います。御仏《みほとけ》の期待は、あなたの体力が整ったとき、仏様の背中を跳び降り、スタスタと病院を出て、御礼返しに、もりもりと自分の人生を拓いていってみせることではないでしょうか。病気になった苦しみを逆利用して、成長の糧《かて》としてみせるのが最高の恩返しだと思います。

心の底にしまい込んでしまっている夢と希望の花々は、病気や失望やあきらめの暗闇の中でこそ見つけやすく、つかみ取りやすくつくられています。それをつかんだとき、あなたは誰も知らない「仏様」という方を見つけたに違いありません。これこそ、病気の素晴らしさだと思います。

人生は、どのような人生であっても、素晴らしくつくられています。もしも、『最後の最後の時に、人間の心を支え、助け、励ましてくださる力がどこかにあるのですか』と聞かれるならば、その力はほかでもない、仏様であり、イエス様です。私たちは、どのような状況においても仏様の掌の上で生かされています。人間の揺らぐことのない、恐れることも知らない輝きは、言うまでもなく、心の中心にある神性であり、仏性です。それを自分の中に見つけ、磨いていこうとする努力のことを「信仰」と呼んでいます。このあまりに尊い、あまりに忘れられてしまった二文字を、本書で一回だけ使わせてもらいます。

この老婦人のことを思うにつけ、私には自分の思い出が帰ってきます。三十年ほど続いた有機無農薬農業の研究、開発の農業人生だったのですが、十年程前のある時期には相当の研究も進み、おいしい健康野菜をある程度の量をつくれるようになりました。しかし、なかなか収入増にはつながってこなかったのです。

私は、仏様にこうたずねました。

「なぜ、ここまでよい生産ができるようになったのに、収入が伴わないのですか。もっと報われてもよいのではありませんか」

御仏《みほとけ》が何とお答えになられたと思いますか。

「あなたには、もうたっぷり御礼がしてあります。燃えるような人生を二十年間も過ごせたのではありませんか」

本当に、燃えるような二十年の有機農業人生でした。私は、これ以上のプレゼントを望んでしまっていたのでしょうか。御仏《みほとけ》より、すでにもらい放題もらってしまっていたのです。

［1］自殺について

私の知り合いに自殺者が出ました。二人の子どもを残して母親が死ぬというのは、脅威です。夫婦仲も良かったのですが、原因は姑の霊の憑依《ひょうい》であったかと思います。

以前に自殺した人で、帰天することができず、心霊体になって地上にとどまっている人に取りつかれてしまうと（憑依《ひょうい》といいます）、その憑依霊の悪い想念に支配されがちになります。姑がひどかったので、彼女にもいつも自殺の衝動がわいてきていたはずです。

私が死後の人生についてよく話していたので、宗教心を持っているのを知っていた彼女は、亡くなってからも、時折、私の勉強部屋を訪れます。何となく、雰囲気でそれが伝わってきます。霊体（心霊体のこと）になった場合、強く思うことによって、そこに行くことができるのです。

そんな時の私の彼女への言葉は、次のようなものです。はっきり心のこもった言葉でしゃべると、相手の心霊体に伝わります。

「Kちゃんはもう死んだのだから、早く死んでいる自分、霊になっている自分に気がついてください。そして、二人の娘とご主人への執着を忘れ去って、あの世へ帰る心の準備をしてください」

自殺後、「心霊」だけになって、行く先を見失った状態の彼女の心境について語ってみます。半暗闇のような状態にあり、どこをどう歩いているのかよく分からない生活をしています。そして、以前の家庭内に、ボーッとしたような感じで住み続けています。残された家族の話し声なども多少は聞きとれているかと思います。

普通の自然死の方では、死んだ肉体の外に心霊が出て、自分のお通夜、葬儀となっていくのを見ます。そして、本人も自分が死んだことをなんとなく悟ることができます。

自殺や不慮の死の場合、ひどい混乱の中での死なので、自分の死を悟るような余裕がなく、生きているのと同じようなふるまいを続けます。いつまでたっても上手に帰天することができないのです。天国での生活に戻れないわけです。「地上で迷う」と言われることです。これはとても苦しい毎日なので、時によっては救われたいとの思いから、周囲にいる波動の合う人に取りついて暮らすことがあります。彼女は、何かを求めて、私の所へ時折来ているのです。

本来、人間は自然死するまで一生懸命生きるように人生を設計して生まれてきています。それを途中で放棄してしまうことは許されておりません。誰もが、神仏の子としての「いのち」の自分です。その自分を殺していいわけがありません。他人を殺すのが良くないのと同じです。

自殺を思い止《とど》まっていただく方法について、いくつか書いてみます。

◎自殺する前に、いくつかやっておきたい素晴らしいことが残っていませんか。死ぬ気でそれに挑戦してみたらどうでしょうか。
◎体の調子がとても悪くてつらいのなら、この本に書いてある健康法に挑戦してみませんか。三つの車線を同時にゆっくり歩き始めると、きっとすぐどこかに明るい光のポイントが見えてくるかと思います。死ぬ気でやれば何でもできます。
自分の病気を上手に利用して、逆に人生の成功のタネにしてしまうのです。それこそ、私が歩いてきた道です。普通は「死んだ気」にならないと、新しい人生軌道には入れません。今がチャンスです。
◎明るい心のつかみ方です。これは極上の㊙情報なのですが、明るい心をつかむ最大の近道は、友だち、親類、兄弟との心のキャッチボールなのです。元気のいい相手を選んで、話したり、遊んだり、食事したりして、交流することです。心はキャッチボールすることによって、明るく開き、愛が育っていくのです。あまりに単純な、あまりに尊いこの㊙情報をどうか知ってください。都会の生活や学校での独りぼっちは、この法則に反しているので、ますます暗くつらいものへと心が枯れていくのです。

明るい人たちの輪の中で、どんどん明るい心をもらっていいのです。そして、お返しに皆を面白い話などで喜ばせてキャッチボールしなければなりません。「愛のキャッチボール」――なんと素晴らしいことでしょうか。しかも、この「愛のキャッチボール」は、無限に明るい人生を拡大して伸ばしていってしまうのです。

少し話は変わりますが、去年、私の友人が不慮の事故で突然帰天してしまいました。水死でしたが、岸壁をはい上がろうとして、手などがひどく荒れていたそうです。翌日の葬儀の始まりの時は、まだ表情は苦しんでおり、心霊は肉体を抜け出してはいませんでした。私は彼に声をかけました。しっかり心をこめて語りかければ、相手の心霊には聞こえます。

「おい、S君、早く肉体から出ろ、今日はお前の葬式だぞ。仲間は皆かけつけている。さっさと肉体から抜け出して、自分の葬式を見て、自分が死んだことを確認しろ。そして、上手にあの世へ帰ってくれ」

葬儀後、出棺にあたって、再度拝顔しましたが、まだ肉体を出ていませんでした。そのまま火葬されるのですが、とても驚いてしまうことになったでしょう。ひどい目には遭いますが、別に心霊体が傷ついたりするわけではありません。

不慮の死の場合は、こうして死後も混乱が続くことが多いようです。うまく帰天するまでに、かなり苦しんだり、時間がかかったりするようです。あらかじめ「死後はあっさり帰天するものである」ことを悟っていると、大変楽かと思います。

また、先日、生々しい家庭崩壊の新しい小説を読んだのですが、内容そのものは普通の嫁姑の葛藤でした。しかし、私の視点で読みますと、あまりにも厳しい裏側の事実が見えてしまうのです。

姑は八十歳を過ぎていましたが、家を取り仕切ろうとする勝気な嫁に我慢できず、すさまじい戦いが続きました。やがて姑は老衰で死亡しましたが、嫁への憎しみのために、ほどけて帰天することができず、家に取りついたまま残りました。そして、事もあろうに、孫である長男に憑依してしまい、その口を借りて、激しい嫁攻撃を始めてしまったのです。わけの分からない長男の反乱が始まって、親子関係の錯乱が始まってしまいます。長男は陰湿な性格を帯びたようになり、学校でも嫌われる立場に追い込まれて、いじめられて引きこもりとなりました。

やがて、大学進学の年令になったのですが、行くところもないという状態です。人生軌道は途切れたようになりました。

さまざまな家庭不和の型があろうかと思いますが、このような実態による（霊障といいます）ものが中心といってよいのです。

その後、姑の霊は帰天したかと思われる状態となりましたが、親子関係の不信感、憎しみはこじれたままに残され、背中合わせの生活が続いていきました。家庭不和の解消に真に努力しようと思っておられる方々には、やはり、宗教的教養をおすすめするほかはありません。実態が見えるようになれば、解決は誰にでも必ずできます。割とたやすくできるのです。

㈡ ルーツと健康との因果関係
——黒人だけの問題ではなかった！

■戦後日本人の精神史〜戦前派・戦中派・戦後派〜

今日の日本人の心の健康と体の健康について考えるとき、戦前派、戦中派、戦後派の三派の心の特性について触れないわけにはいきません。

問題のポイントは、敗戦時に青春は終わっていたかどうかにあります。私が若い頃に書いた「断絶は解かれた」で詳述したのですが、八月十五日以前はやまとの国であったのであり、以後はアメリカの文化・文明が支配したのです。したがって、八月十五日にすでに青春は終わっていて、天皇制のもとに大人になっていた人が戦前派であり、日本人であるということ。すなわちアメリカ文明が押し寄せても、これを日本人として受け取ったということです。

戦中派とは（昭和一けた世代と呼ばれたりしていますが）、八月十五日において青春期であったということ。日本人として青春を迎えていたときに、突然、アメリカ文明に突き落とされた人々です。「青春の腰が折れた」ということです。これこそ最も悲しいことでした。敗戦の後遺症は生々しくここに刻印され、六十年たっても残存し続けています。心の健康で言いますと、この後遺症は治りにくいのです。

戦中派と呼ばれる方々の中で頑張っておられる、世に活躍しておられる方も、よく見るとその精神構造は虚弱です。たくさんの例を知っているわけではありませんが、唯一の例外として驚いているのは、指揮者の小澤征爾氏です。早々と日本を脱出して、ヨーロッパ修業を積まれたのが良かったのでしょうか。それとも天才の選択だったのでしょうか。天才は時として、時代性を越えてしまうのかもしれません。

戦中派が責任世代になった時、バブルがはじけて、日本は落ち込みました。青春の腰の折れた人々は世界で戦う能力はなく、世界へ打って出て経済的に勝ち抜いていくということを恐れました。それが、バブル後のすさまじい不景気をもたらした精神面での原因であったかと思います。ヨーロッパから社長さんを雇って立ち直った会社もあったようです。

さて、われわれ、戦後派について考えてみます。二十年以上も前になるかと思いますが、アメリカで「ルーツ」という本が大ヒットしました。黒人が自分のルーツ、起源を訪ねて、どこまでも時代をさかのぼり、ついにアフリカのある黒人集落にたどり着いて、そこが自分の祖先たちの住む、なつかしい故郷であると気づく物語でした。このルーツはまた、広大なアメリカ大陸の真ん中に生まれて目覚めてしまっている白人たちにとっても、重大なテーマでありました。

さて、日本人にとっては、この数千年の分厚い歴史に抱かれ、先祖伝来のこのせまい国にひしめき合って暮らしてきた者として、「ルーツ」への疑問は一般的には必ずしも大きなものではありませんでした。しかし、今回の敗戦によって、われわれ戦後派は、精神的に、この黒人たちと同じように祖国を喪失することになりました。

われわれは、アメリカ人として育ってしまったのです。アメリカによる戦後教育という策略に乗せられ（失礼）、肉体は日本という国土に暮らしながら、精神面では、祖国を、すなわち、やまとの国の歴史を、伝統を受け継がないまま育ってきたのです。ルーツを知らない人間集団、戦後派が育っていったのです。愛国心の発生する原因がないのです。

とてつもないラッキーに恵まれて、私は二十五歳の春に、ある人に出会いました。その方は、日本精神の原始林のような方でした。敗戦によって、彼はいわば裏街道を歩くようになってしまっていたわけですが、天皇家の血を引くという高貴さと、大和人としての偉大な教養を修めた人でした。東京の町工場で、働きながら美術学校に通っていた、ヨーロッパ仕込みの私は、その方と出会い、仕事の合い間を惜しんで、深い深い対話をすることができました。その大和人の心の原生林のひびきを、驚きをもって悟らせてもらったのです。

その世界では、とても思いやり深い人々が集まって暮らしており、その中心にはいつも天皇という神近き人が輝いておられ、仏教による教えもまた人々を気高く導いていました。そこにはまた歌舞伎があり、浮世絵もあり、平家物語が、枕草子が、源氏物語が、そして、神道系の神々の雄々しき姿、源頼朝もまるでいとこの話でもするように現われてきました。奈良時代の御仏《みほとけ》の心の導きによる、理想社会の響きも伝わってきました。

私は、このラッキーな出会いによって、自分の輝かしいルーツを、起源を鮮明に発見して、自己の正体を見つけ、大きな、大きな安らぎに満たされ、ある種の悟りをいただいたのです。

心の故郷《ふるさと》に帰していただいたのです。当時、盛んに言われていた「断絶」を鮮明に解くことができ、「断絶は解かれた」を死を賭《と》して書き上げました。昭和四十六年だったかと思います。

当時はその本を読んでくれる人も少なく、そのまま放ってあるのですが、今頃になってこの話をすると、友人たちは「まだ自分はその断絶を解かないままに生きているのだ」と言います。つまり、戦後派の多くが、まだやまとを知らないというのです。ルーツは途切れたまま、戦後は続いているのです。

当時の「親子の断絶」について考えるならば、敗戦時、戦前派は日本人として出来上がっていたのであり、戦後派はアメリカ人として育てられ、戦前の日本を古い因習社会、悪しきものとして教えられていたということです。これが断絶です。特に、学校での成績の良い子ほど、アメリカ教育をもろに飲み込んで育ったことになり、断絶もひどかったことになります。

反対に、学校ではあまり学ばず、家や部落の共同体の中で中心的に暮らして学び、成長した子どもは、断絶にそれほど悩まずにすんだことになります。日本人のまま育っていったのです。

さて、戦後派は、このような問題を引きずりながらも、アメリカンとして育てられたおかげで、グローバルな存在へと脱皮することとなりました。アメリカに感謝しなければならない側面かと思います。

すさまじい悪戦苦闘の人生に恵まれた私たち戦後派でしたが、この青春の背骨は折れてはいません。アメリカン青春ではあったのですが、青春は健在でした。そして、私たちの青春に与えられたグローバルな苦闘は並のものではなかったと思います。しかも、それは世界中の同世代と共通するものでもありました。前述したように、実に複雑な、混乱の心境に置かれていたわれわれにとっての安保闘争は、頭のはげ上がるような苦悩の毎日でした。

東西の核の冷戦がさらなる闇をわれわれの青春に吹きつけてきました。エゴイズム色の強いアメリカ文化文明が、祖国の大地から浮かんで生きる、国籍不明のわれわれ戦後派を激しくゆさぶってきました。まさに、多国籍不明の青春集団の苦闘の日々だったのです。しかし、このような闇にも、ビートルズが現われて世界に光をもたらしました。ポピュラーシンガーも、シャンソンもカンツォーネも、オーケストラの音楽もわれわれのものとなりました。高度経済成長のおかげで、世界の芸術が、映画が、湯水のように流れ込んできてくれて、世界はわれわれのものとなったのです。

戦中派は、戦後の心の混乱の中で、めまぐるしい経済大発展の荒波にただもまれて、ついていくのが精一杯だったと思います。そしてその不幸は、その子どもたちにそのまま引き継がれてしまっています。その子どもたちの世代が、今、どのような問題を起こしているでしょうか。真なる労働意欲としゃきっとした責任感、生きる確かな意味と喜びを確認できないままに大人になっています。

さらに、孫の世代にもそれは色濃く引き継がれてしまっているのです。戦後は終わったであろうか。精神面での後遺症は戦後派をも含めて、まだ治療法もないまま、生々しく痛み続けているのです。

この痛みに対して、本書はどのような薬を用意できるでしょうか。

まさに精神面における、戦後レジームからの脱出こそが本書の大きなテーマとなるのです。私の力の及ぶところではないでしょう。しかし、本書は前述した約束を果たさねばなりません。一億二千万人の大和民族の民族神であられた天皇に代わる、真のグローバルなご存在を紹介しなければなりません。地球を抱く巨大存在を巻末で紹介することができるでしょう。

さて、今日の日本は素晴らしいところにさしかかっていると思います。いま、私たちは大いなる脱皮の時を迎えていると思います。団塊《だんかい》の世代が余裕を持って退職し始めています。この人たちが、自分のオリジンを、ルーツを確認することによって、前述のように、自己の全人格を完成させることができます。ルーツの確認がもたらすこの大静寂心を悟ることと、日本への魂の回帰とは、ワンセットになっています。さらに、大和の古都の無限の安らぎを見つけることと御仏《みほとけ》の心の「大安心」に至り着くこととは、また、ワンセットになっています。

そこに叡知を持った「グローバルな日本人」が誕生してくると思います。そこから創造されてくる新しい日本の秩序の構築を、今、始めるべきではないでしょうか。

明治に入ってから、実に、百数十年の間われわれは西洋を追いかけ続けて、その下請けをやってきました。なかなかそれらを学び終わって、消化吸収し、日本の独自性を立ち上げるところまでいけませんでした。ヨーロッパ文明は手ごわかったのです。

しかし、今、やっと、新しい、高い次元で日本人らしさを構築できる時を迎えていると思います。この時期に合わせるように、日本に、今、仏陀様がご降臨されたのです。

郵 便 は が き

恐縮ですが
切手を貼っ
てお出しく
ださい

160-0004

東京都新宿区
四谷4－28－20
(株) たま出版
ご愛読者カード係行

書　名			
お買上 書店名	都道府県　　市区郡　　書店		
ふりがな お名前		大正 昭和 平成　年生　歳	
ふりがな ご住所	□□□-□□□□	性別 男・女	
お電話 番　号	(ブックサービスの際、必要)	Eメール	

お買い求めの動機
1. 書店店頭で見て　2. 小社の目録を見て　3. 人にすすめられて
4. 新聞広告、雑誌記事、書評を見て(新聞、雑誌名　　　)

上の質問に 1. と答えられた方の直接的な動機
1. タイトルにひかれた　2. 著者　3. 目次　4. カバーデザイン　5. 帯　6. その他

ご講読新聞　　新聞	ご講読雑誌

たま出版の本をお買い求めいただきありがとうございます。
この愛読者カードは今後の小社出版の企画およびイベント等の資料として役立たせていただきます。

本書についてのご意見、ご感想をお聞かせ下さい。

① 内容について

② カバー、タイトル、編集について

今後、出版する上でとりあげてほしいテーマを挙げて下さい。

最近読んでおもしろかった本をお聞かせ下さい。

小社の目録や新刊情報はhttp://www.tamabook.comに出ていますが、コンピュータを使っていないので目録を　希望する　いらない

お客様の研究成果やお考えを出版してみたいというお気持ちはありますか。
ある　ない　内容・テーマ（　　　）

「ある」場合、小社の担当者から出版のご案内が必要ですか。
希望する　希望しない

ご協力ありがとうございました。

〈ブックサービスのご案内〉
小社書籍の直接販売を料金着払いの宅急便サービスにて承っております。ご購入希望がございましたら下の欄に書名と冊数をお書きの上ご返送下さい。

ご注文書名	冊数	ご注文書名	冊数
	冊		冊
	冊		冊

㈢　大脳の不調和からくる病気

人間の文化、文明活動を担っているのは大脳の新皮質の力であるという仮説にそって進みます。**図12**の①大脳新皮質の前頭葉（ひたいの奥のあたり）には、意志、意欲、創造の力が宿ります。そこは新皮質が伸びて進んで成長していく、一番前の部分、つまり、構造上、大脳新皮質の芽の部分に当たっています。創造、創作です。右側と左側があって、性質が違います。

次は③の側頭葉です（両耳の奥のあたり）。記憶と判断の分野です。左右一対あり、性質が違います。

次は②の頭頂葉です（便宜上、後頭葉を含みま

図12

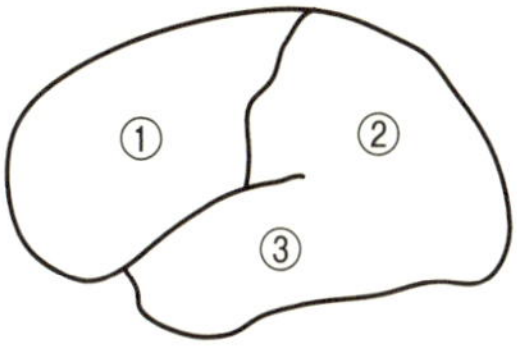

す）。思考および総合力の分野です。

これら新皮質各分野の活性化、使い方のアンバランスについて考えてみます。

まず、前頭葉の意志、意欲、創造にきわだった力を持つ人がいます。強い意志にあふれた生き方があります。他の部分の活性が伴うと、その意志は偉大な力を発揮することができます。

しかし、他の分野のバックアップがない場合、空まわりとなって疲労のみ多き人生となりがちです。意志溺《おぼ》れです。この場合、普通は意志と力《ちから》のバランスを取っている腎気が、根負けしてしまうことがあり、腎気が弱って、肝臓も弱くなってしまいます。芸術家のある人々は、創造力のみに恵まれていて、やたらと創造する人生を走ります。しかし、これもまた意志の過大と同じで、稔《みの》り少ない徒労がちな人生になります。

治療法は、静かに過去を振り返り、記憶を大切にし、反省して判断力を磨いて、人生の受け身の部分をつくり出して中和させ、調和に近づくことです。

要するに、側頭葉と頭頂葉の活性化で全体の人間バランスに戻ることです。落ち着きが出て、芸術が丸く大きく稔っていきます。

次に、側頭葉の理知溺《おぼ》れがあります。すぐれた記憶と判断力を持つことは人生成功の条件でしょうが、また、理知に溺れる危険もあります。そこだけに安住している人は、創造派からみると、過去にひきずられた生き方に安住しているように見えます。評論家系です。感性が欠けてくることにもなり、あまり人に好かれない人生を送ってしまいます。あまり人気のない裁判所の判事さんなどが、この種のチャンピオンかもしれません。その人に近づくだけで、体が冷えてしまいそうです。治療法は、当然、創造世界に挑戦して遊んだり、感情世界の開拓等の努力によって、調和のある人間をめざすことでしょう。

私自身の分析をやりますと、意志、意欲、創造に比重が大きく、記憶、判断が貧弱です。また、感情派、感性派で、理知に欠けることになります。頭頂葉の総合性は人並みでしょう。また、悟性の部分が唯一私の恵まれたもので、これで助かって、スイスイいけることが多いです。この悟性とは頭頂葉に関係が深いものと思いますが、これは簡単に言うと「心」の本質を一歩ずつ見つけて、これに従って生き、進歩していこうとする性質、能力のことです。他はあまりなくても、悟性があれば、人生を駆け昇っていけるという側面があります。しかし、これだけに溺れて、全体的人間的努力を怠っている場合、少し風変わりな道学者風になります。また心とは結局、仏心へと続いているものにほかなりません。

また、例えば公務員関係の人には、意志、意欲、創造の力の弱い人が多いのですが、この受け身の人生観の人たちは、肝腎脾臓の植物神経系とよく調和できています。しかし、このグループは年齢が進むと大脳の左右のバランスがくずれて受け身の側、つまり右側の新皮質にどっと力が集積して、ひきつってしまうことがあります。使ってこなかった左側の機能力が途切れてしまった状態です。半身不随です。こうならないための治療法は、積極性、意志、意欲、創造性を常にどこかで磨き続けていくことでしょう。

さて、大脳の新皮質部分が人間の文化、文明活動を司っていると仮定してお話ししてきましたが、これとは別に、より重要な考える力が心体（理論編で詳しく話します）の中心「心」にあります。宗教的な言葉では、慈悲心とか愛の力とか呼ばれているものです。実は、この心こそ人間の考える力の源泉なのです。ここで心と新皮質（意志、意欲、創造、理性、知性、感性、悟性）との関係について述べる必要があります。

この心とは慈悲心であり、愛の力であり、生きる力の根源力そのものです。この心を中心とする光の体は「心体」と呼ばれるものであり（**図13**参照）、肉体の消失後も残って帰天します。霊体とか光子体とも呼んでいます。そして数百年間天上界で暮らして、再び次の母親の赤ん坊となって生まれてきます。これを繰り返している、不死の強大な「光の体」が心体です。

この地上における、今日の文化、文明生活は、あまりに複雑で多彩で、こまごまとしています。この大慈悲心は巨大なエネルギーなので、肉体に宿って生きていく上での複雑きわまりない仔細《しさい》事に対応するのにふさわしくないのです。

図13　人間は三つの体が合わさっています

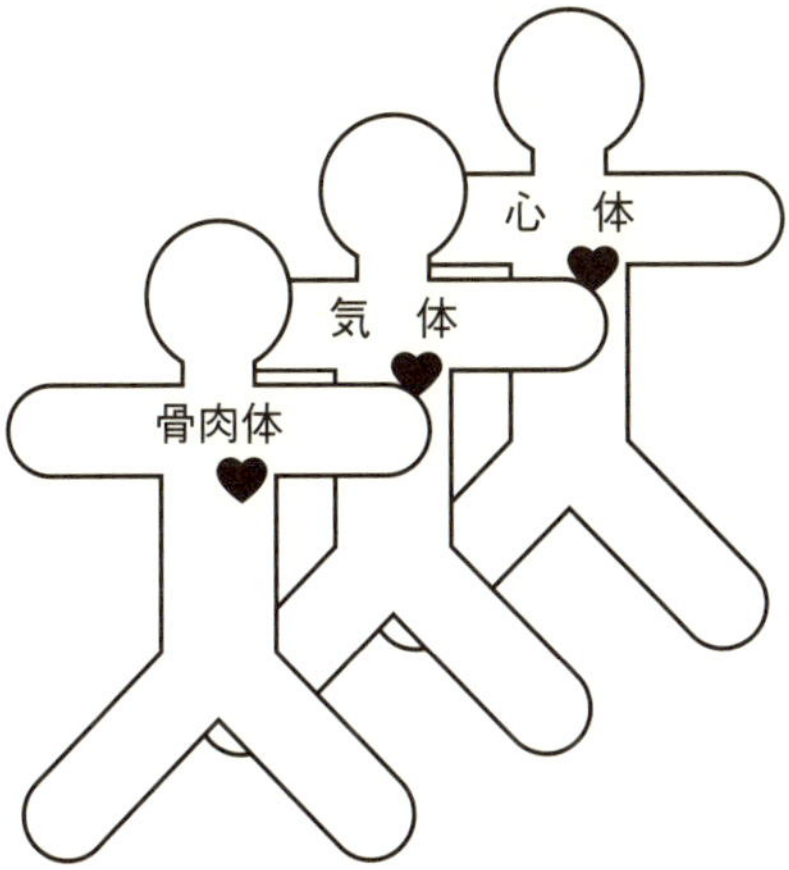

したがって、この「心」によって、ある程度コントロールを受ける形で大脳新皮質が存在し、現実面をやりくりするようになっています。つまり、新皮質とは「心」の出張所と表現することが適当かと思います。死ぬと、肉体とともに消失します。しかし、その人の今回のこの人生における大切な心の変化・成長、心の業績（愛の実践を果たした実績）とそしてこの心（大慈悲心）にふさわしくなかった行い（心の過ち）は、鮮明な記録として心体に刻み込まれてしまいます。ちなみに、この記録はアカシックレコードと呼ばれています。

さて、この項の本論に入ります。お話ししましたように、大脳新皮質は心の小さな出張所なのですが、今の時代は、この新皮質がすべてと思ってしまっています。

新皮質にはあまり強い生命力が宿っていないのです。希薄です。したがって、新皮質が生命力のすべてと思い込んでしまっている人生は、かなり希薄で、つらいものなのです。これは、やはり「無明」と呼ぶほかはないでしょう。この状態は、失礼ながら、一種の錯乱状態なのです。今日の地球の様子がそのことを証明してしまっているのです。

新皮質がすべてと思い込んでいる人生において、どうして「心」の存在を悟るか、生命の輝きを悟るか。これこそ、今日の地球人の最大のテーマです。本書の最奥部の目標は、このテーマの解決です。

くわしくは後述しますが、古都を訪ねたり、ルーツをさまざまにさぐっていこうとする、また大和人の心の原生林を訪ねていこうとする提案なども、ここに目的があります。

心の発見、これを突破できたとき、錯乱人生が解けていきます。「生命」すなわち「心」というものを人々が大悟したとき、今日の地球文明は激しい音をたてて方向転換を始めるでしょう。錯乱が解けると普通の人々に戻ります。目が覚めて、普通に戻った人々ほど輝かしい存在はありません。地球はあっという間に愛と平和を手中にするでしょう。

今、この時に合わせて、仏陀様がご降臨しておられます。そのお導きこそ、実に二十一世紀のこの星のイベントなのです。

さて、ここで仏陀様の新皮質論についてお話ししてみたいと思います。大脳にあるものは、死後、焼き場で肉体とともに消失します。つまり、普通、皆が思っている現実の輝かしい価値の数々は、煙となってしまい、意味がなかったことになります。新皮質レベルで生き抜いた八十年には、意味というものが見出せない結果になります。焦らずにはおれません。

なんと、仏陀様はこのことをとてもよく知っておられたのです。そして、法にも説いておられたのです。それはよく知られたものです。「空の思想」と呼ばれています。無自覚に、ただ惰性で生きてしまった場合、この新皮質レベルに終始してしまい、空に始まり、空で八十年を送り、それこそ「空《むな》」しさの中で死の近づく日々を耐えねばなりません。

「六十億人の命の源」であられるはずの大慈悲の仏陀様は、「空」を熟知された上で、私たちに何かの「命のプレゼント」をしてくださっているのでしょうか。まさか「空がすべて」——が、仏陀様の最後のお答えとは思えません。

仏陀様は次のようにお答えになられるでしょう。

「人生は空ですが、心体だけは残って帰天します。心体といっしょに帰天するものは『心』です。心の中身は『愛』であり、また『真理に生きようとすること』です。さらに、心体は転生輪廻する存在です。帰天した心体は、次の時代にまた別の赤ん坊の体に飛び込んで人間となり、人生を始めるのです。八十年の人生の意味は、新皮質にはなく、心にあります。人間、人生八十年によって、心が進化し、より高貴な心に高まらねばならないのです。この心の進化こそ『空ではないもの』なのです」

与える愛の実践による心の進化、さらに、めまぐるしい人生を生きながらも真理を無限に希求する努力、これらを実践させていただく時に、人生に輝きがいただけるに違いありません。これこそ、仏陀様のプレゼント、大慈悲であったのです。

㈣　私の農場生活
……ここに命あり……

私の一日を書いてみます。息子二人が農業の後継者として頑張ってくれている、六十四歳の農業者というわけです。

重労働は、ほぼ子どもたちがやってくれるようになり、とても助かっていますが、二町歩を超す園芸農家は、相変わらず忙しいものです。このところ体調も整って、細部に気を使える余裕が出来、知恵も少しは働かせるようになっています。トマト、キュウリ、キャベツ等々の種まきや苗づくりなど、よりていねいにやれるようになりました。

以前は、特に忙しいシーズンには乱暴に働き、体のあちこちが熱を出して、また引きつって、疲労の抜けない日々が続いたものです。まさに、自律神経失調症との戦いでした。

五十を過ぎた頃から、少しずつ体調は調和し始めたのですが、同時に老化の方も進んでいます。このプラスとマイナスを合計しますと、ほぼゼロとなって、老化が止まっています。

各種の健康法のおかげです。人間としての全体力としては、むしろ上がってきていると思います。

まず、午前の生活をお話しします。六〜七時の間に、コップ一杯の水を飲み、半ズボン一枚になって、本書の足の解放を中心としたストレッチを全部やります。のんびりやりますので三十分ほどかかります。気持ちよくなって、一種の瞑想状態になります。

朝食はトーストと根菜、果物も含んだ農園の野菜の細切りサラダです。かつお節やちりめんじゃこ、マヨネーズ等でおいしくしています。皿に大盛りというところでしょうか。コーヒーを五分くらいかけて手で挽《ひ》いています。

この時、手首をくたくたに回してやわらかくします。これで硬かった手首が解放され、大小の腸および心臓がとても楽になりました。気脈の流れをみると、この現象を理解することができます。やわらかい手首は、まさに健康人生の必須条件の一つというわけです。首には頭を支えている首と足首の三つがありますが、これらをストレッチして柔らかく保つのが健康法の秘訣でもあります。

さらに、朝のうちに合計コップ二杯分の清らかな生の水を飲み、脾臓、腎臓、肝臓、皮膚の四つの器官を活性化します。午前中の時間に余裕を、また仕事にも余裕を持つことがとても大切になってきます。この朝食では、あまり元気は出ませんし、むしろお腹の調子がゆるんだような状態となります。これがねらい目というわけです。

サラリーマンの方々にとっては無理な注文となるかもしれませんが、一時間早く寝て、一時間早く起きていただく必要があるでしょう。健康人生を開くのに、この程度のことは必要です。早く眠れるというのは、素晴らしい喜びではありませんか。

さて、余裕のある朝食時間に恵まれていますので、四季の移ろいなどをベランダから眺めます。ベランダの前には、獅子頭という寒椿があって、初冬の朝日の中で、怖いくらいくっきりと華やいでいます。何でもない寒椿が、びっくりするほど美しいのです。その後ろのもみじは、南の国のひかえ目な、オレンジ系の紅葉を見せて、長い間、秋の心を続けてくれます。

早春には、大鉢の白と小紫の藤が競演してくれます。植物神経が整うと、植物たちの心が伝わってくるようになります。

朝食がすんで、感性全開で畑に飛び出していく時はとても軽やかです。

また、盛夏の朝にはとっておきの健康法があります。脾臓冷やしです。ただし、夏の大好きな方には必要ありません。

冷やした貯冷パックのようなもの（薬屋さんでもっと上品なものがあるかと思います）

で結構です。何もなければ、ビール瓶などでもかまいません。場所は左腕側の脇腹です。下から二番目の肋骨のところです。ここを三分~五分ほど冷やします。不思議なことに、これで脾臓は生き返ってパワーを出します。特に、高温多湿が苦手な方には特効があります。

もともと脾臓は、七月のうなぎを食べる頃、つまり「土用」に患いやすいのです。また、胃と脾臓は陰陽のコンビネーションを組んでいるため、この時期には胃も力を落としてしまいます。この胃弱、脾弱タイプの人は、冷房にも弱いようです。

そこで、冷気に慣れるという意味でも、脾臓冷やしは良い効果があります。会社の昼休みでも、こっそり服の下でやることもできます。これが軌道に乗ると冷房の風が楽しく感じられてきます。冬も風呂の中でこれをやりますと、(水をかければよいのです)寒さと親しくなって、強くなります。

この脾臓冷やしは「天才の温冷シップ法」の部分活用です。このシップ法の威力が分かるかと思います。

さて、十一時三十分頃、この四つの器官は力を抜きますので、働きが弱まります。そのかわり、次の四つ、脳髄、胃腸、心臓、筋肉が活動し始めます。酸化、燃焼して活動することです。私の昼食は、あずき入り玄米食です。みそ汁、魚、煮もの、副食はあまりこだわりません。初めて玄米を食べる方には、ゴマ塩などがおいしいかと思います。梅干、ひじき、ワカメなどが合います。やわらかい玄米も、とても素晴らしいです。私は、胃の調子が落ちた時は、玄米がゆに卵の黄身だけを混ぜて食べます。とてもよいものです。昼食のポイントは「米と塩」であって、この二つによって胃腸活性が起こるのです。

胃腸の活性によって、大きく全身に血流が起こり、積極的な人間活動が始まります。もっとも、米と塩だけが胃腸活性を起こすわけではありませんが、日本人にとって代表的な、理想的な昼食といった意味が含まれています（白米、五分搗《ごぶつ》き米《まい》などは、治病食としては相当落ちます）。気分的にも、この活性に乗って、午後は活動的でなければならないということです。また、昼食によって胃腸の筋肉が働き始め、エネルギーを使いますので、病状が重いと食物が一応こなれるまでは頭や筋肉に血が回りにくくなります。

夜は午後の活躍から力を抜いて、安らかな睡眠に帰ることがポイントです。病体の方は、深い睡眠のためにできるだけ早く安らぎの心になる必要があります。ぐずぐずと夜更かしすると、救いようのない浅い睡眠となって、疲れたまま朝を迎えてしまいます。特に、真夏の眠りにくい季節には、脾臓冷やしをやってみませんか。深い眠りとなり、早朝の気持ちよい目覚めには驚かれると思います。

「天才の温冷シップ」は、もっとすごいです。朝には、新しい人生を見つけているかもしれません。なお、間違って脾臓を温めたり肝臓を冷やしたりすると、下痢をしたり体調不良が起きたりもしますので、要注意です。

この「天才の温冷シップ法」は、ただの治療法程度のものではなく、病気人生そのものを立ち直らせてくれる秘宝です。早目に就寝する方法としては、フトンに横になって枕を当て、今日一日の出来事を思い出して静かに反省するとよいです。心の安らぎ瞑想法です。心騒がせた事々があったら、よく振り返ってみます。とても良い眠りになります。

また、夜のストレッチ体操は強くするとかえって体を目覚めさせてしまいます。また、「胃の門限は九時」とお考えください（竹熊先生）。また、悪しきテレビ番組は、まさに自律神経の大敵そのものです。

さて、私の夜は、勉強しないシーズンには充分働いて、あっさり寝てしまいます。夜のお祈りもあります。くっきりとした安らぎをいただくことができます。この夜のふっ切れた安らぎは、最大の健康法でもあります。食べものは特に注文はなく、五分搗き米と野菜料理です。肉魚を少なめにします。少食は条件の一つです。胃に負担がかかったままの就寝は、病体にとって禁忌です。

言い忘れるところでしたが、朝のお祈りもあります。「明るい心」のエネルギーの充電を、神仏よりいただいています。これは、とても幸せな時間であり、それこそ健康法の王道です。

次に、私の心の健康法について書きます。この三十年の有機農業生活の精神面を振り返ってみます。実験研究の連続で、収入もままならず、同じ道を歩き続ける大切な仲間たちとも、幾重にも葛藤がありました。これらを反省してみますと、肝臓ガンでも胃ガンでも痔病でも、何が起きてもおかしくない心の時期が少なくなかったと思います。

それでも、一般市場に流通しているおびただしい発ガン性農産物（失礼）の実態を悟った者には、何としても健康野菜のつくり方を完成させたいとの意志が止むことはありませんでした。

また、これと並行して、熱の治まらない体調の中で、人体の生理作用の総合的根本原理を見極めようと学び続けました。この真理への憧れが、なんとか倒れないで生き続けるエネルギーをもたらしてくれたものと思います。

今、振り返ってみますと、真理への憧れというのは、他ならぬ仏様の心の方向に向かっていくことであり、仏の明るい心とチャンネルが合っていくことかと思われます。これは、本来人間が生きる方向でもあったかと思います。

このところ、心の整理整頓もだいぶ進み、今では病気をつくるほどの心の曇りはないと思います。しかし、注意点はいくつもあります。有機農法の研究・思考が長い間続いてきましたので、その副作用として、油断すると学者系が持つ「うたぐり病」が現われます。

また、仕事に追われて疲れがたまるといらいらしてきて、「わがまま病」が出ます。また、今はよほど楽になりましたが、「やきもち病」も持っていました。自分より先を行っている人、仕事のできる人等に、やきもちの心を起こしました。これは、体調不良からくる余裕のなさも大きな原因の一つでした。自分の努力向上がなかなか軌道に乗らず、足踏み状態に思われていたことも原因でした。これらの不調和な心は、自分をとても疲労させ、自律神経をかき乱してしまう恐いものです。このような不調和な心身は、無意識のうちにも相手方にもつらい思いをさせてしまっていました。申し訳なかったと反省しています。よく相手が我慢し続けてくれたものだと感謝して、尊敬しています。良くない心は、いつもすぐ現れてきますので、いつも気を配っています。自律神経の安定には欠かせない心のコントロールです。また、自分の不調和を多少は自覚していましたので、子育てからは身を引いて過ごしました。妻の明るい心が子どもたちを育てました。

心の健康法とは、結局、明るい心でいること、明るい心とは仏心のことです。心は、これまでも述べましたように、心臓と重なって存在していますので、心が明るければ、ここを通る血液が高いエネルギーを与えられることになり、その血液は無限の奥深さで温まっていて、人は病気にはなりません。

心の健康法とは、驚いたことに仏心とチャンネルが合うことと結論づけることができます。その心は、慈悲心とか真理への憧れ、隣人への思いやり、讃美の心、感謝等々の良い言葉で表わされているものです。これは、とても平凡な結論です。私は、心の砂漠を誰よりも長く歩き、世界中の砂漠を這いめぐった末に、やっと普通に言われているこれらの尊い言葉に命からがら帰り着かせてもらった、最大の愚者だと思います。

(五) ㊙やさしいダイエット
……いのちみーつけた……

慣れない方にとって、読みにくいこんな本を読んでいただいてありがとうございます。頭を使わせてしまったお詫びに、本書でしか知ることができない、やさしい㊙ダイエットのいくつかをお話しします。

①㊙ダイエット法　その一

男であれ女であれ、ヒップの張り切った格好いいスタイルでありたいものです。多くの場合、こんな人たちは頭の回転も早く、体も軽快で、出世も早いことでしょう。つまり、張り切って生きているので、毎日の生活が、そして人生そのものがダイエットになっているわけです。

ここでは、そのような生き方をめざすための方法について考えてみましょう。遠慮しないで、「張り切った人生」を探していいのです。ひょっとしたら、それは大きな冒険を伴うかもしれないし、お金が掛かる場合もあるでしょう。しかし、とにかく、自分の心が騒ぎ立つ新しい道へのチャレンジです。ワクワクテーマです。しっかり自分を見つめれば、必ず誰にでもそれは見つかると思います。それが見つかったら、そのワクワクの思いが、強い心を自分から引き出してくれるでしょう。時には相当の努力が求められますが、それによって意志が目を覚ましてくることでしょう。時には感情のグラグラに耐えなければならないでしょう。

キーワードをいくつか挙げてみますと、「心の中にしまってあった趣味への挑戦」「勇気」「新しい人生」「仕事へのひそかな一層の努力」等々が浮かびます。そこへ飛び込みさえすれば、もう、太ってなんかいられないでしょう。キーワードは無限になります。

また、心臓に自信がなくて「運動」を忘れてあきらめて太り気味の方もいます。この「あきらめ」は、自分の人生に相当の制限をかけていることを悟っていただく必要があります。この場合、命を見つける方法は、ひそかに、軽快な朝の散歩を始めたり、無理のないスポーツを見つけて、心臓と肺を活性化することです。その努力があなたに新しい人生を開いてくれるかと思います。これはもう一つの「命の発見」です。

②㊙ダイエット　その二

今の人は、毎日ご馳走を食べているので、メタボになりやすいと思います。諸添加物が怖いです。なかでも、肝臓の解毒作用の弱い人は、血液の浄化が追いつかず、血球自体が不透明感を持ち、血行不良や胆石、腎結石等に進んでいきます。前項でお話しした「張り切り人生」をつかめば、心が輝いて、心臓を通る時血球が活力を与えられ、充電、浄化されることでしょうが、ここでお話しするのは、おいしいものを食べて、より健康にスマートに、軽快人生の軌道に乗る「食べものの改良法」です。

本当においしくて生きる喜びを与えてくれる食べものは、自然食世界にしかありません。それ以外のおいしいものは、実はメタボに通じる、つくられたおいしさの、困った食品群なのです。言い過ぎと、感じられる方が多いでしょうが、これが真実なのです。私は三十年以上学んできました。

私たちの有機野菜を食べていただいている消費者の方々は、このことを悟っているので、この神秘的な味にあふれた有機食品だけで暮らすようになっています。それだけで減量作戦は充分です。少し価格は高いかもしれませんが、しっかりした満足感が得られ神経が落ちついてきて、少食になってしまいます。

さらに、力強い健康をめざす方なら、お昼に一食だけ、あずき入り玄米食をおすすめします。まさに、粘り強い張り切り人生をいく、エリート（？）のための、とてもおいしいいのちのお昼ご飯です。太っている人に与えられる、これらの新しい人生冒険！　自然界探訪！　ぜひチャレンジしてください。

③㊙ダイエット　その三

肝臓病と言われてガックリ、腎臓不調もあって水が溜《た》まってしまう太り方もあるでしょう。脾臓、腎臓、肝臓、皮膚の四つのグループこそが、午前中大活躍する、まさにダイエットグループなのです（理論編で詳述）。

このグループはワンセットなので、別々のものとして考えてはいけません。午前中の生活改良で卓抜の効果があります。これが、実は本書の核心部分でもあります。

疲労の取れない毎日を送っておられる方は、勇気を出して、午前の生活を少しだけ改良すればよいのです。一週間ではっきりした効果が見え、充分な実践が進めば、一カ月で相当のレベルで疲労のない朝を迎えられるようになるでしょう。

まず、お酒とコーヒー・紅茶、肉魚の多食は、この四グループの調和のための大敵ですから、しばらくの間、まずは一週間くらいをメドに、努力して抑えてください。仕事もあるでしょうが、なんとか一時間ほど早く就寝していただき、その分、早起きに回してください。

午前中の余裕がポイントです。出勤前に、または午前中にでもよいのですが、コップ二杯以上の清らかな生の水を飲みます。水の滞りがちな体でも、何ら構いません。良い生の水が体内の水を流れさせてくれるのです。朝のおいしい空気を、窓を開けて深く吸い込んでください。足の裏まで吸い込みましょう。上半身裸、下は半ズボンです。

これは、四グループの流れの最後の器官、「皮膚」からの放毒を助けます。乾いたタオルでマッサージするのも卓効があります。軽快な散歩もとてもよいものです。

食事はない方がよいのですが、食べるとすれば、良い水を含めて、生きたもの、気の多いものをとります。有機野菜のサラダ、野菜、果物の薄いジュース（はちみつ等で甘味をつけてもよいです。濃いジュースは不可。水に近いようなものがよい）。さらに、前にもご紹介したストレッチに進んでいっていただけるなら、新しい人生を発見されるでしょう。ほんのちょっとしたおまけとして、体重は普通に戻っているでしょう。

④㊙メタボ対策

メタボ対策は、これまで本著で幾度か述べましたように、有機自然農産物を食べていただくことと、心と体の健康法を実践していただくことです。

今日、大流通している巨大な量の、美しく着飾った食品群から、努力して足を洗うことが、メタボ対策と言わざるを得ません。

以前、聞いた話ですが、日本人は一生のうちに大関小錦ほど（二百五十キログラム）の食品添加物を食べるそうです。中国農産物に入っていたりするささやかな毒物など取るに足りないものであり、国内で生産される農産物と加工食品によって充分にメタボは成立させられています。

その上、日本人は薬好きです。気楽にメタボという言葉がはやっていますが、これは食品内の化学的異物と薬の体内残留によって人体が腐り始めたことにほかならず、もはや、「予防医学」から目をそらし続ける今日の治療医学では対応できない事態となっているのです。

㈥ 自然治癒力はどのように働いていますか

健康という調和の状態を保ち続けられるのは自律神経のおかげです。この素晴らしい制御能力は自律神経失調症をも自力で癒すことができます。そのために必要だったお手伝いは、良い食べものと程良い肉体の健康法と安定した良い心を保つことでした。劣悪な食物、乱れがちな生活習慣、運動不足、荒れた心……これらを整えていかねばなりません。

私の農場には花々が季節ごとに咲き乱れ、良い食べものに恵まれています。自然の良い暮らしにも恵まれていますので、ここでは病気も治ってしまいます。都会生活の方や入院中の方々にとっても、勇気と努力で、自分の力で健康を取り戻せる方法を本著でまとめました。必ずあなたの自律神経も調和に戻れるのです。すべての病気が和らいでいくのです。

さて自然治癒力というものが、実際にどのような姿で私たちの日常に現れ、見えているかについて、書いてみます。

最も身近なものとして、発熱があります。子どもが風邪で熱を出しますが、これはこの熱によって、体内に溜っている毒を解かして、解毒、浄化している姿です。病菌は熱に弱いので、菌の力が弱り、高熱で活発になった体内の生理作用によって浄化が進みます。体に悪い程の高熱は別として、この熱をやたらと薬で抑えてはいけないのです。排毒が完了せず、体内に毒素が残留してしまいます。これを続けていくと、やがて毒の貯金が溜まっていきます。これが大きな問題となって、後々噴き出してきます。メタボです。

また、傷みかけたものを食べると口から戻したり、下痢したりして排毒してしまいますが、これも不思議な自律神経の働きです。

これらの素晴らしい力は、なぜガンに対しては働かないのかと考える人もいるでしょう。「ガン細胞こそ、自律神経の最大の努力の姿です」と言ったら皆さんは驚かれることでしょう。

およそ、今日の人々の病気の根源は酸素欠乏であり、この酸素欠乏を演出しているのは、気欠つまり「気」という地球生命体の生命エネルギーの不足です。体の弱い人や老人は常に酸欠、気欠に悩んでいます。何らかの引き金があったら、病気となって現われます。その人の一番弱いところに酸欠が集中して起こってしまい、その器官がピンチになります。その時、その瀕死の細胞群は奇跡の進化を遂げるのです。自律神経が発明した低酸素でも呼吸できる細胞群が生まれてくるのです。そのおかげで、その器官は即死をせず、しばらくはたくましく生き延びることができるのです。これがガン細胞と呼ばれるものです。これは森下敬一博士の説ですが、これが正しいと私は考えています。このように、ガン細胞によって生き延びさせてもらっている間に、この細胞群に酸素が充分に通うように、気が通うように生き方をしっかり改良すればよいのです。どうやって？ と問われることでしょう。本著はまさにその方法をできるだけやさしく書いたものなのです。

三つの車線を魂で読み取って、実行してくだされぱよいのです。特に第三車線についての最短コースは……症状が著しく進んでいるような場合には特に……近くにある「幸福の科学」を訪ね、無心になって相談していただくことです。

自分の心の中の強いこだわりの部分、すなわち「心のガン」の部分に、素直に、くっきりと気づかせてもらい、涙とともに反省ができたなら、一晩でガン細胞が良性の、ただの腫ように変わり、その後、速やかに消失してしまいます。

さまざまな病気の方がおられることでしょう。どうか、三つの車線を魂で読み取って、歩き始めてください。自律神経はすべてを解決することができます。

肝臓、腎臓の不調和にとっては、食べものの改良が特に大切です。多大な添加物、劣悪な加工食品、各種化学製薬品、消化しにくい油を多含する動物性食品、二つの臓器にとって耐え切れない負担の毎日となっています。

さらに、会社や家庭内で心が充分に安らいでおらず、荒波がたっていると、自律神経の働きに悪い影響を与えてしまいます。「怒りは肝を破る」という有名な言葉のとおりです。また、腎臓が弱ると怖れを抱くようになります。力を発揮せねばならない重大場面で、怖れが表われてしまい、成果が出にくいことになります。また、きちょうめんすぎて、解放された心の時間を持てない性格の場合、この二つの器官は弱まってしまいがちです。

さて、今、大きな話題となってきた骨粗しょう症についてはどうでしょうか。カルシウムの働きの研究はまだまだ神秘にあふれたままに置かれているようです。

カルシウム欠乏の第一の原因は腸壁からの吸収能力が弱っていることでしょう。劣悪化した食品の数々で腸の内壁が機能しにくくなっている……いわば、つまっているということでしょう。有機農法によるカルシウムをしっかり含んだ生野菜などが考えられる限り最大の治療薬になるでしょう。腸の内壁活性は「天才の温冷シップ」も卓効を示します。西式健康法へ飛び込まれるのもお得です。このカルシウム問題も本著の三つの車線を走ることによっていつの間にか解決してしまいます。

「カルシウムは生命の炎」という言葉は藤田拓男博士の言葉ですが、ここで少し有機農業から学んだことを話します。Ca原子は生命体地球の生命エネルギー（気）をその体内（原子核の中）に持っており、Ｐ（リン原子）を通して、それ（気）を細胞内部へ放出して、細胞活性を果たしています。Ca原子は生体内で生命エネルギーを放出する最も中心的なミネラルです。これが体内で欠乏すると、大ピンチです。その時、自律神経は副甲状腺ホルモンを放出して、この力で骨のカルシウムを取り出して、補おうとします。この骨のCaはすでに核エネルギーを使い終わっているのであまり役には立たないもののように見えます。自律神経はCa効果が上がるまで副甲状腺を働かせ続けてしまい、ついにCaが体中にあふれてくるのです。あまり役に立たない、この古いCaは血管や体内の各部に滞ってしまい、多大な害作用を引き起こしてしまっています。この現象は、「カルシウムのパラドックス」と呼ばれています。人体にカルシウムが不足するという恐るべき現象を今日の文明は起こしてしまっているのです。骨を溶かしてまで、これを補おうとする恐怖の努力を、自律神経がやってくれていると思います。とてもありがたいことですが、しかし、自律神経はこの行き詰まりへ対応しきれていないのかもしれません。骨からのカルシウムで急場をしのいでいただいているうちに、三つの車線をしっかり歩んでください。腸壁が生き返って、有機農産物中の「酵素態になったカルシウム」を吸収できるようになったら問題は解決です。

「メタボ」という言葉が流行してしまいましたが、きびしい言い方をすると、人体が腐り始めた（失礼）ということに他ならず、これは間違いなく養護老人ホームへの直行便に乗っているのです。これらに対する本質的な対応策を持たない今日の医学の先行をも示している恐ろしい現実です。生き生きと自分の望むような人生軌道を全うするためにも、どうぞこの三つの車線をまっすぐ歩いてください。これぞまさにメタボ対策そのものなのです。

今日隆盛の唯物医学より、自律神経の神様の力が百倍も上であることを、人類は今思い出さねばなりません。

㈦　有機農産物に出合ったら

例えば「有機野菜」その野菜は自然育ちで、健康な自律神経（植物神経）を持っていますから、気力にあふれ、酵素態のカルシウムにあふれていて、酸素もたっぷりです。だから体が喜んでくれます。これが「とてもおいしい」ということです。そのおいしい感動に出合ったなら、それらを作っている農場を訪ねてみてはどうですか。これこそ「命の冒険」の始まりです。素敵な健康野菜が育つ農場とはどんなところでしょうか。そこの住人はどんな人々でしょうか。さらに、これらの野菜を育ててしまう、すこやかな大地とは、一体どのようなところでしょうか。農場の土の上を歩いたり、土に触わったりしてみませんか。あなたの弱った自律神経は初めてその親である大地に、母なる大地に触れることができたのではありませんか。さらに驚いたことに、この母なる大地とは、この青い星を抱く生命体ガイア様の仕事場に他ならないのです。あなたの体内の総合病院の院長自律神経のこの

「神」の言葉はガイア神の神なのです。

さらに、あなたはその豊かな大地に寝ころんで、眠ることもできるでしょう。おなかを大地にくっつけていると、体内の毒素を大地は吸いとってくれます。こんどは上を向いて空をながめることができます。生まれて初めて空に開放されていく自分を発見できるかもしれません。宇宙ステーションには乗れなくても、このとき、ここからあの「ブルー」は見えてしまうことでしょう。

三つの車線を走ることによって見えてくる健康な人生への道は輝きに満ちたものです。最終的には「開放された自由な心」が目的ですが、それを果たした時に見えてくる青空は、生きる幸せを教えてくれる青空です。

第二部●理論編

はじめに

◎健康になる力を供給している生理作用はこれだった！
◎心と体を持つ人間の全体像。
◎自然治癒力がすべて……その正体は？

後述するように、私たちの体は本来、病気になれないようにつくられています。それにもかかわらず、三十兆円分の病気をつくり出している日本の患者さんやお医者さん方は、病気づくりの天才というわけです。心にも関心がなく、気にも関心の薄い医学には困ったものです。医学が進歩すればするほど病人が増え続けていることは、過去の数字が示しています。病院側の医学がそうであるならば、われわれ患者側は、自分たちの医学で自衛するしかありません。その方法のエキスを、これまでの実践編で書いてきました。

ミリオンセラー「病気にならない生き方」の著者である医師、新谷先生も言っておられますが、「本来、病気にならないように人体がつくられている」という事実を、一人の天才学者が、新しい生理機構の発見によって、鮮明に示してくれていますので、最初にその輝くものをお話しします。神仏の叡知がいかなるものかを、どうぞ皆さん、味わってください。この叡知に深く感動できる人は、その瞬間、もう、病を克服してしまっていると思います。私たちは、自然治癒力という完全なものが体内に恵まれており、しかもそのことを忘れさせられています。分かりやすい言葉で言いますと、私たちは体内に完全なる総合病院を持っているということです。

次に、自然治癒力、つまり、体内の総合病院の主人である自律神経という、とても不思議な世界をご案内します。さらに、三番目には、運よく有機農場を拓き、ここの生活で自分の自律神経失調症を癒して生き返ってこれた私にとって、有機農場の食べものがどれほどの意味を持ち、どれほどの妙味と地球生活の輝きを与えてくれるものであったかについて報告することができるでしょう。また、その喜びの野菜や米や果物等が、どのような「土づくり」から生まれるのか、お日様のエネルギーとガイア様(大地の力)のエネルギーの合力によって、神秘的な味わいの農産物がつくられている様子なども、少しお話ししてみたいと思います。

最後、四番目には、心の健康世界への入り口について、分かりやすく書きます。

この理論編では、幸いにも病気になれた人が、健康へ向けて新しく旅立っていくとき、いかに素晴らしい体験と学びに恵まれるかについてもお話しできるでしょう。

また、隠されているいくつもの真実をお話しすることになるでしょう。多少、神秘的なものを含むと思いますが、神秘とは字の如く、「神仏のお姿の一部」とか、「神仏の工夫によってつくられたさまざまなお仕組み」という意味になるでしょう。

これらのお話にしっかり感動できたとき、実に、神様の偉大なお姿に出会ったことになります。病気になってすっかり人生を見失い、闇の中に暮らしている者の、これこそが特権なのかもしれません。それゆえに、神秘とは、まだこの世ではあまりよく知られていない「最も素晴らしいことごと」なのです。だから、次なる地球の調和は、この神秘の幕を一つ一つ切って落としていく時にこそ現われてくるものと思います。

夜中に一人鎮まってから、この本をお読みいただけるなら、その驚くべき神秘をあなた自身のものとして悟って身につけることができると思います。そこにはもう、二十一世紀の中ほどが見えてくるのです。

今日のように科学が行き詰まったときには、大胆に進行方向を変えるべきでしょう。大人たちが巨大なブルドーザーで新世紀の扉を押し破ろうと、もがき苦しんでいる時にも、幼子たちはその扉を軽やかに引っぱって開け、光の時代へ飛び出していくでしょう。

皆さんの一人一人が自然治癒力を活性化させ、自力で立ち上がり、その過程で手にしたさまざまの知恵によって、二十一世紀を光の時代に変えていってください。

(一) 多田政一先生の超理論

〜東西文明の核融合から生まれたもの。人体の総合的生理作用の骨格〜

酸塩基平衡図（**図14**）

多田政一原図

本図にはきわめて多くの要素が書き込まれているのですが、ここでは詳述はできません。

図14　多田政一・著『綜統医学提唱論』原図

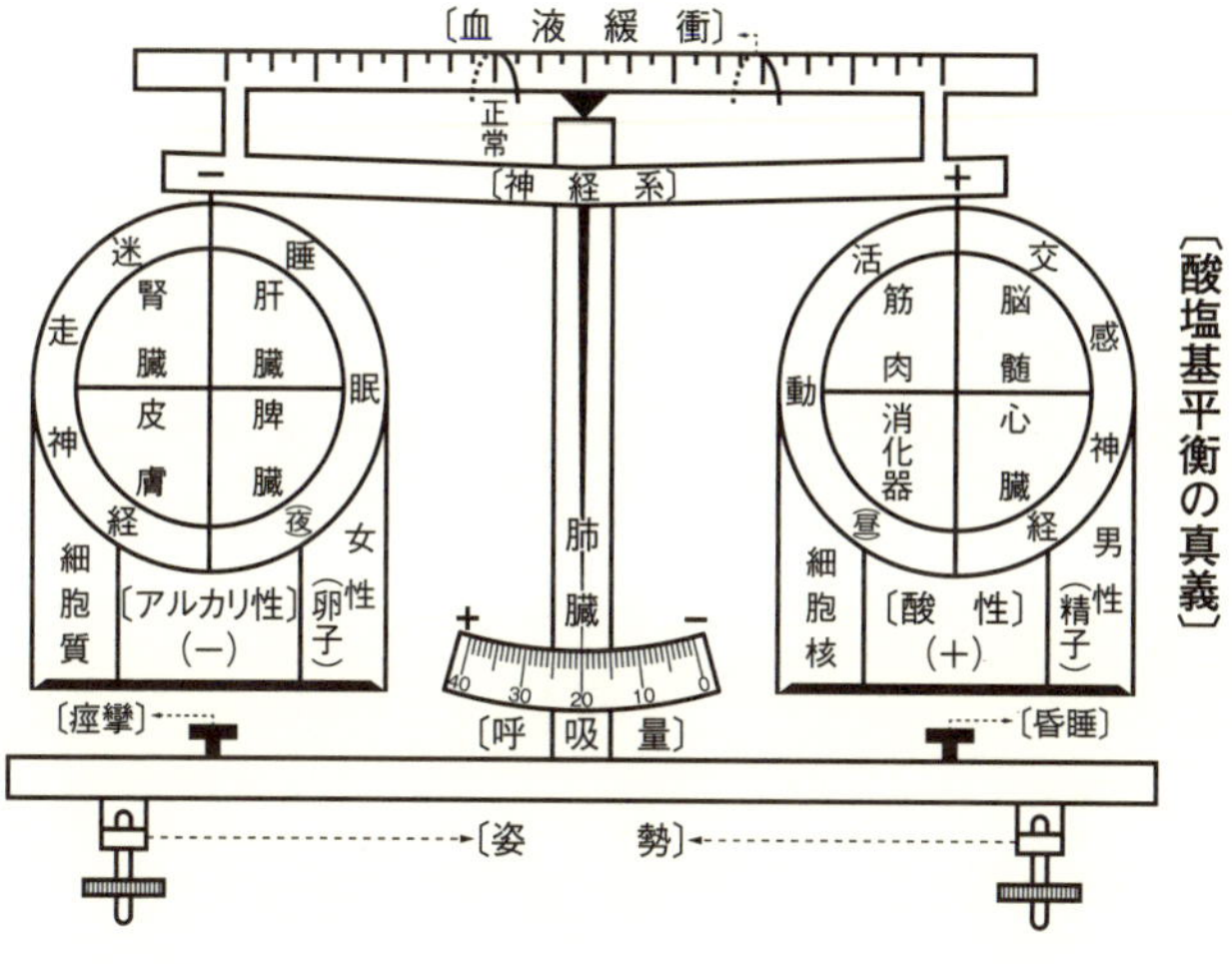

そこで、分かりやすい略図で説明します。

酸塩基平衡略図（**図15**）

これが、人体生理の骨格の発見です。多田先生の総統学によって、初めて可能となった東西医学の融合した姿です。

多田先生は、人体の主たる器官をその細胞の個性の違いによって二つのグループに分けました。そして、この二つがそれぞれ独立して相反する働きを成し、しかも見事に生かし合いながら、人体生理を運行していることを発見されました。

まず、左のグループは、自律神経の副交感神経系です。浄化と充電（充気）を主催します。分かりやすい言葉で言いますと、植物神経です。夜から翌日の午前中にかけて、活発に働きます。主に足を流れる気の流れ、気脈

図15　酸塩基平衡略図

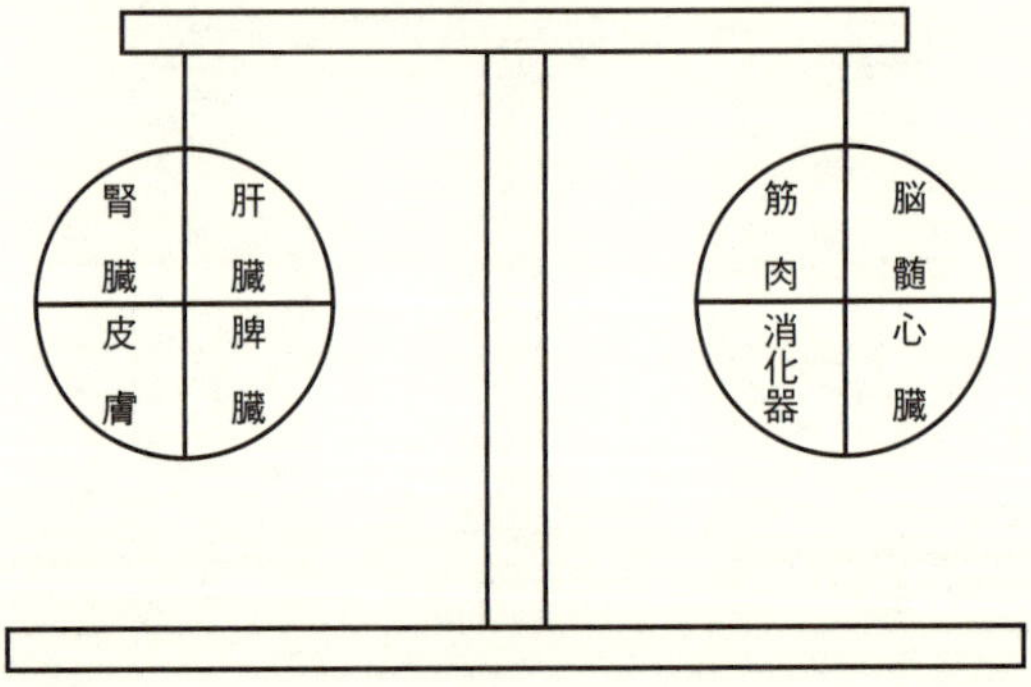

（経絡《けいらく》といいます）を持っています（174ページ参照）。右のグループの前日の午後の活動によって酸化して酸性になった体液を浄化し、同時に充電（充気）します。これで体液はアルカリ性に戻ります。

午前十一時過ぎには、この植物循環グループは力を抜いてしまい、その後、右側のグループ、動物循環が活性化します。このグループは、主に腕を流れる気の流れ（気脈）を持っています（174ページ参照）。その仕事は、労働して、活動して、午前中に浄化、充電（充気）されたアルカリ体液を消耗することです。そして、酸性の体液に戻してしまいます。

左側のグループは、アルカリ性の器官であるために、酸性のものを好みます。午後に使い古された酸性体液は、実にこのグループにとってご馳走となるのです。つまり、夜になって目を覚ましてくるこの副交感神経系は、ほどよい酸性体液によって活性化され、元気に活動を始め、これを翌日の午前中にかけて浄化し、充電（充気）します。睡眠中は休みます。

これが、二つのグループによる奇跡の生かし合いです。よくよく考えて味わってみますと、偉大な叡知によって組み上げられたこの二つのグループのコンビネーションによって、人体は病気になれないシステムに恵まれていることが解ると思います。それでも病気になれた人は、病気の天才なのかもしれません。または、体の自然性に反逆する、よっぽどのわがまま者なのかもしれません。

さて、ここでもう一歩踏み込んでみます。超理論風になってしまいますが、私の本音部分なので、ちょっとだけ触れておきます。人体または自然界は、思っているより、すごいのです。

左側のグループは地球の力と智恵を担っており（これを水素系と呼びます）、右のグループは酸化、燃焼中心の器官を流れる気脈ですから、太陽の智恵と力とを担っています（これを酸素系と呼びましょう）。この二つはアルカリへ傾き、酸へ傾きしながら、一日のうちにはペーハー7を中心としてゆるやかにゆれながら、仕事を果たしています。この奇跡の大調和点「ペーハー7」を指し示して調整してくれている力は一体どこにあるでしょうか。これは言うまでもなく心体または心霊体の力であり、肉体がこれに抱かれている故に起こっている現象です。深く安らいだ心こそが、ペーハー7を保つ力なのです。

日本人の支払っている三十兆円分の医療費について考えてみますと、この図のどのあたりでバランスを乱しているのでしょうか。

それは、とても単純で明快です。午後の労働部分の行き過ぎであり、夜と午前中の部分の不足となります。これは、経済の大発展の輝きの裏側と見ることができます。

日本人のこれからの健康法はくっきりと見えています。よく、酸性体質、アルカリ体質というとらえ方をしますが、本来、私たちの体はこの二つを午前と午後に分けて、ゆるやかに交替しながら生かし合うシステムとして組み上げられているのです。

さて、話は少し展開します。西勝造という偉大な方が出られましたが、これは「西医学」として広く知られています。この方の健康法も幅広いのですが、その主眼は、主に「気」を上手に取り込む手法と言っていいかと思います。生の水の活用や果物、生野菜の活用、器械による整体等、素晴らしい健康法が出来ていて、病気で行き詰まった方々が次々に救われています（巻末参考文献参照）。

もう一人の著名な健康法の提唱者は、桜沢《おうさわ》如一先生です。「正食」「マクロビオティック」と呼ばれる食事法を中心としています。これは、玄米食を中心にとらえて、菜食主義に近いものとなっています。すべてよく煮たものを中心とした食事を提唱しています。水はあまり飲みません。果物、生水、生野菜もあまり歓迎されない世界となっています（巻末参考文献参照）。

私は縁あって、このお二人の先生の双方に学んで同時に実践する機会を得ました。正反対とも言える部分の多い二つの健康法を、同時にやり続けることになりました。

そして、十年ほども経った頃、多田先生との出会いもあって、この両者を統一することになったのです。すなわち、西先生の健康法は主に朝のグループの健康法であり、桜沢先生の方は実に午後のグループの健康法だったというのが分かったのです。

この二つを多田理論で統合することになった時は、さすがに驚きました。食べものに関する健康法は実践編ですでに述べましたが、それらはこの統合から生まれたものです。私の日常の食事は、ごく普通に実践編で述べたとおりになっています。

さて、この平衡略図（**図15**、134ページ）について、さらに展開します。こんどは肉体の調整、健康法を図に沿って考えます。

まず、左側のグループについての調整法です。この朝のグループは、「足の気の流れ」を主宰しており、逆の言い方をしますと、それは足の気脈によって支配されているとも表現できます。ここでは、このグループを「水素系の流れ」と呼ぶことにします。体液の浄化・充気、つまりアルカリ化が仕事です。病気とは、病む気または気枯れのこととととらえることもできます。気の乱れとか気の不足のことです。したがって、このグループの仕事は、気をよく補充して、くまなく全身に巡《めぐ》らすことです。特に足の気脈が中心となります。太極拳や気功などがとても良い方法です。

さらに、これらにかかわる各種ストレッチ体操を実践編で述べました。足が中心です。ヨガにも、足に浄化作用があると述べたものがあります。人間は、足の裏で地球・土・大地にアースして立っており、体中の汚気を土に放出しています。足の裏には、肝・腎・脾臓系の主なツボがあります。また、評判のよい東洋療法の先生を訪ねるのも、時として有効かと思います。

次に、右側、午後のグループの健康法です。前者を「水素系」と呼びましたが、こちらは「酸素系」と呼ぶことができます。酸素が中心となって酸化活動し、消耗するシステムだからです。つまり、糖を酸化し、熱エネルギーを取り出して活動し、労働するからです。

したがって、腕を中心として気脈が流れています。午後は精一杯働いて体液を消耗し、酸性に戻さねばなりません。病気の人は、午前中、あまり活発に働いてはならないのですが、午後は頑張って働かねばなりません。理論上は、午前中に強く働くと病気になりやすく、午後、なまけて暮らすと病気の原因になるというわけです。

現代はとても忙しい時代であり、自然性を忘れ過ぎた文明ですが、厳然として、この人体内の自然系の神経システム、すなわち自律神経系の植物循環と動物循環によって体内生理が支えられていることを知る時、三十兆円の病院代もむべなるかなと思われてきます。

昨今、「メタボ」とかが流行語になっていますが、とても恐ろしい状況だと思います。病院代がさらにうなぎ上りになるのは間違いないでしょう。私たち民間の「患者側の医学」も、もっと勉強してなんとか新しい道を拓きたいものです。

多田先生の酸塩基平衡略図（**図15**、134ページ）からの展開をお話ししましたが、自律神経の調和は心の平静に強く影響を受けますので、心が鎮まっていないと自律神経失調へ近づくことになります。後述しますが、心の平静が健康法のポイントの一つとなっています。

㈡　自律神経の正体
～特に植物神経についての説明と自然治癒力。「気」とは何か～

自律神経は、脳脊髄《のうせきずい》神経とは対称的な存在です。意志、意欲、創造、記憶、判断等、人間の思いと行動を司るのが脳脊髄神経です。したがって、この神経を〝人間神経〟と呼ぶことができます。

一方、自律神経は、この人間神経系とあまり関係なく、人間神経の知らないところで勝手に働いている神経系という意味で、〝自律〟の名をつけたものです。

さて、この自律神経、には「気の流れ」を主宰しておられる地球神霊（ガイア様）のお力が流れています。すなわち、この自律神経という言葉の中にある「神」とは、地球神なのです。これが、私たちの肉体部分の力と調和を保つ力となっています。自然治癒力とも呼ばれる力そのものです。したがって、このお力をいただいて病気を治すには、地球神（大地神）の力を味方にするのが一番ということです。

このことを知らず、自然治癒力を無視して、薬と手術で病気を治そうとしてはいけないのです。自然治癒力は、常に、体全体の調和を取り戻す中から各器官が自然に力を取り戻すようなやり方をとります。脳脊髄《のうせきずい》神経という言葉の中の、この「神」は、別の神様です。レベルの高い、人間的な神様です。仏神のお力の一部分です。

さて、丹田（へその奥9センチのところにあります）という、最も重要な気力の中枢があります。医学辞典によると太陽神経叢《そう》と呼ばれており、太陽が光を放射しているように、丹田から神経が腹腔内に四方八方に広がっています。また脊髄の上方部分の左右にも自律神経の中枢があり、こちらの方が普通中心と考えられていますが、本当のところは、こちらは太陽神経叢の出張所のような位置にあります。気の本源について考えるときは丹田について考える必要があります。人間はガイア様のエネルギー「気力」の担体として、お腹の中心に「丹田」を頂いています。小腸内で肉体構築の基本物質「赤血球」が無限に、限りなく創出され続けているという奇跡、その力の本源がこの丹田の力であることを皆が知る必要があります。

■植物神経について

脾臓、肝臓、腎臓、皮膚の四つについて、少し詳しく話してみます。

脾臓は、気の流れが流れ出す本源です。気の力が無限にわき出す泉です。土の性です。卑は土のことだと思います。この無限の力はガイア様の力の担体でもあることの証明です。胃と裏表の関係にあり、胃に取り込まれた食物中の気をも脾臓に取り込まれます。胃はまた脾臓から気の補給も受けますので、胃弱と脾弱は同時に起こっています。

脾臓は、一般的には高温多湿が苦手です。学校が夏休みに入る頃、梅雨明けあたりは気をつけなければなりません。即効的には、冷たい水や氷で左のわき腹を五分ほど冷やしてやると、びっくりするほど体が活性化します。

脾弱について考えていくと、実のところ、その方の人生の重大な弱さにつながっていることが分かってきます。脾弱の人は、「思い込む」と言われています。これは、実に人生が停滞した姿なのです。気の流れが弱いのでなかなか活発に行動できず、焦りの出た状態となります。前述したように、高温多湿期は特に大変です。気脈の発生源なので、気の流れの全体が細くなります。スタミナ不足、時として貧血ともなります。

脾臓が弱いのは、多少先天的なものがあります。不思議なことです。その理由を私なりに考えついているのですが、結局、地球生活にまだあまり慣れていない人が多いのかと思います。この星に来て日が浅く、転生輪廻の回数がまだ足りないのではないのでしょうか。地球人としての土俗性の足りない、教養高き人々に脾弱が多いように見えます（ちょっと変な言い方になりました）。

その治療法ですが、多田先生の温冷湿布法以上のものはないでしょう。また、生き方を正す根本治療としては、地球慣れすることとなりましょう。すなわち、ゆったりとした生き方、自然のリズムからやたらとはなれず生きることとなります。山奥の農家の人やきこりさんなどには、まず脾弱などないでしょう。大地に根を張った堂々たる気力に満ちた生き方、これは、時として、この上ない憧れともなることでしょう。

さて、多くの場合、自然性を放棄させられた、忙しい、大脳活発な生き方の人が多いので、「土の性」である脾臓にとって、現代は受難の時代と言えるでしょうが、ガイア様（地球生命体）の根本力を、自然に、無限に供給し続けてくれている、実にありがたい根本臓器です。車に例えますと、ダイナモ（発電機）に当たります。エンジンの要らない、不思議なダイナモです。気について知らない医学は、脾臓は切り取っても異常は生じないと言っています。

次は、腎臓です。車に例えると、まさにバッテリーに当たります。もちろん、濾過器《ろかき》としても重要です。体内の気力を蓄気します。大きくて強力な新品のバッテリーは、とても頼りになるものです。腎気が弱い場合、スタミナに不安が生じます。「無限の粘り強さ」

に問題が生じます。それ故に、また心に「恐れ」を抱きます。さまざまな人間的付き合いにも警戒心を抱いたり、高い所に上るのを恐がったり、大事な人生の場面で無用の劣等感が現われて、実力を出し切れないことが起こります。

この腎臓のパワーは、母親から「一生分」をもらうものと言われています。「母体の力」の大小によるところが少なくないものと思います。また、三歳までの育てられ方に不安があって、腎臓が育ち切れなかったという要素もあります。腎気が弱いと人生の線が細くなる危険性があります。

治療法としては、午前の健康法で四つの器官を同時に調和させていくことです。その中から、立ち直ることができます。心の平静も、もちろん重要です。

さて、次の肝臓は車でいうとエンジンです。気というエネルギーが、本当にエネルギーを爆発放散して消耗し、仕事をする現場です。血液の解毒浄化、充気です。

この気の大放散、大発散の仕事のためには、心の大らかさ、発散性を伴うことが重要です。型にはまりすぎて、はみ出さず、きっちりと、一貫してやり抜こうといった、しまりすぎた性格の人が肝臓を金しばりにして弱めていることが多いものです。お酒に強い人には、あまり深くものを考えない人が多いこととも関係することでしょう。この気を放散する臓器は、酸化した体液を「気力」で中和してアルカリ化するのが仕事ですから、別の言い方をするなら、「毒が好き」とも言えるかと思います。

最後は皮膚です。気の流れで言うと、とても重要な仕事場です。尿では水毒として出されていますが、皮膚からは「汚気」となって、多大な体毒が放出されています。汗としても、水に混じって排出されています。夏、たっぷり汗をかける人たちは、肝臓はいらないくらいの体毒をこれで出しています。また、午前の健康法において、肌を新鮮な空気にさらしたり摩擦したりすることは、最高の放毒活性となっています。

アトピーで悩んでおられる方も多いですが、多くの場合、これは腸内の毒素が皮膚から放散されている状態です。この放出のおかげで、肌はかゆいかもしれませんが、腸内毒素は消されて、腸は清浄に保たれています。かゆみによって救われています。健康が保たれているのです。それ故に、このかゆみは、静かに、しっかり味わってみると、放毒という実に快いかゆみであることが分かります。これを、恐れるべき苦痛であると一般には解釈して騒いでいることは不幸なことです。ここに、アトピー関係者の焦りが集約されているかと思います。

アトピーの本質は、三歳までに母親が焦って不安とともに子育てしてしまったことにあると思われます。もちろん、食品汚染も深く関係していると思いますが、母親の焦りが丹《たん》田《でん》を通じて子どもに伝わり、「焦り」という心の毒が子どもの腸を不安定にしたものと思われます。この子どもたちにとってはお母さんといっしょの深い深い心の安らぎがとても大切です。

㈢ 土と人間との深い関係

多くの読者にとって、土は縁遠いものかもしれません。しかし、前述しましたように、土を離れ、自然を離れた文明の暮らしが病気の原因ともいえるわけです。青い地球の問題とは、太陽の恵み、月の恵みと水と空気と土の問題にほかなりません。

私の一生涯で最も感動的だった発見の一つは、「土」という漢字についてでした。プラス（＋）の下にマイナス（－）をつけたもの、それが土だったのです。漢字の中に隠された秘密だと私は思います。プラスとマイナスを双方含んだものは「全体」です。すべてです。

このような巨大な力を持った文字は、他にないかもしれません。生と死の双方を持っていることになります。

地球上の生命の進化を調べていくと、水も空気もその存在を土に負うところが甚大であることが分かってきます。すなわち、土は地球上の生きものの、肉体部分の生と死を治めるもの、支配するものです。生み出して生かし、育みながら、老いて死すればこれを消化吸収し、それをまた新しい生命の原料へと変えてしまうのです。肉体部分と気の主宰者、それこそ「土」であり「ガイア」「地球神」「大地神」であったのです。

また、肉体部分と異なり、人間の心と大脳に宿るものは、いわば地球にとってはお客さんです。地球神の「生の意識」とは別のもの、よそ者なのです。それ故、大脳の働きが強くなり過ぎると、その思考と指令は暴走して、地球と調和できなくなりがちです。大脳は、まだ地球上で上手に地球と調和して暮らし続ける能力がないと言えましょう。

二つの要素、すなわち肉体と心体（心と大脳）が生かし合い、葛藤するものが人間です。わずか七十～八十年の寿命で結合する両者、それが人間です。人間の肉体部分（骨肉と気）は、本来地球そのものであり、大地神「ガイア」の指令で自律神経を通して働くものであり、いつまでも地球の中で平和を満喫し続けることができます。大脳を持った人間さえいなければ、地球の自然は永遠に平和を続けることでしょう。

現代文明は〝高度な文明〟と呼ばれることがありますが、高度になることが「土」と「自然」を離れることであるならば、そこでは肉体は健康を保てないということ、すなわち人間の存続は困難であることを大脳はなかなか悟れないようです。知性の暴走、すなわち大

図16　　葉緑素分子

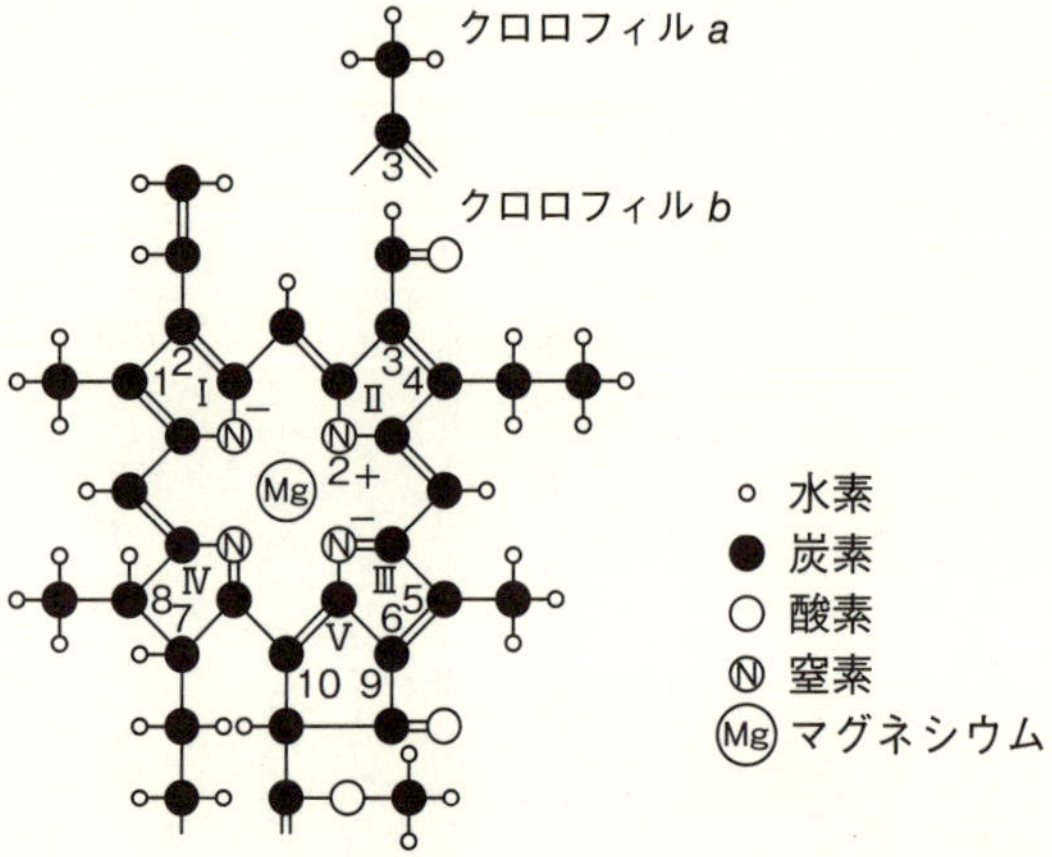

（D・O・ホール・K・K・ラオ・著「光合成」より）

脳に片寄った今日の地球の現状が、そのことを示しています。人間の肉体部分の支配者である大地、すなわち「土」のことについて知り、その健康について知らないではすみません。水と空気の健康の責任者も、最終的には土なのです（このあたりは次著で詳述できるかと思います）。

厳しい肉体の病気になった人々が、自然の土へ畑へ、自然農産物へと回帰してくる時代となりました。忘れ去っていたものをいま尋ね当ててきたのです。

さて、人間は食べものが欠かせない存在です。その食べものを合成できるのは、葉緑体です。この神秘の工場でいったい何が起こっているかについて、理論上の追究がだいぶ進んでいますので、書いてみます。多くの読者にとって、ここで示すことは、一つの理論上の仮説と見えるでしょうが、私自身にとっては、三十年近い有機農法探究の結論部分であり、この理論を活用することによって、農法は納得できるものへと初めて到達できたものなのです。

言うまでもなく、光合成の研究はずい分進んでいますが、「気」についてはまだ科学は知らないが故に、行き詰まったまま暗闇の中にあります。有機農法の探究は、そこを打ち破って進歩するほか、道がなかったのです。

それでは本論です。

葉緑素という分子は、次のような構造になっています（フィトール部分を除く。**図16**）。分子の中央にマグネシウム（Mg）が入っています。詳しくは次著「有機農法の成熟」に書きますが、この分子構造も私流に次のように書き直してみます（**図17**、152ページ）。

これで説明しますと、この分子の上方から太陽光線が当たってきていることになります。したがって、当然、最下位のマグネシウムは地球のエネルギーを抱いていることになりま

図17

```
 H    H    H     H    H    H     H    H    H
 |    |    |     |    |    |     |    |    |
(C)  (C)  (C)   (C)  (C)  (C)   (C)  (C)  (C)   (C)  (C)  (C)
  \   |   /       \   |   /       \   |   /       \   |   /
    (N)              (N)             (N)              (N)
      _____/_____/
                            (Mg)
```

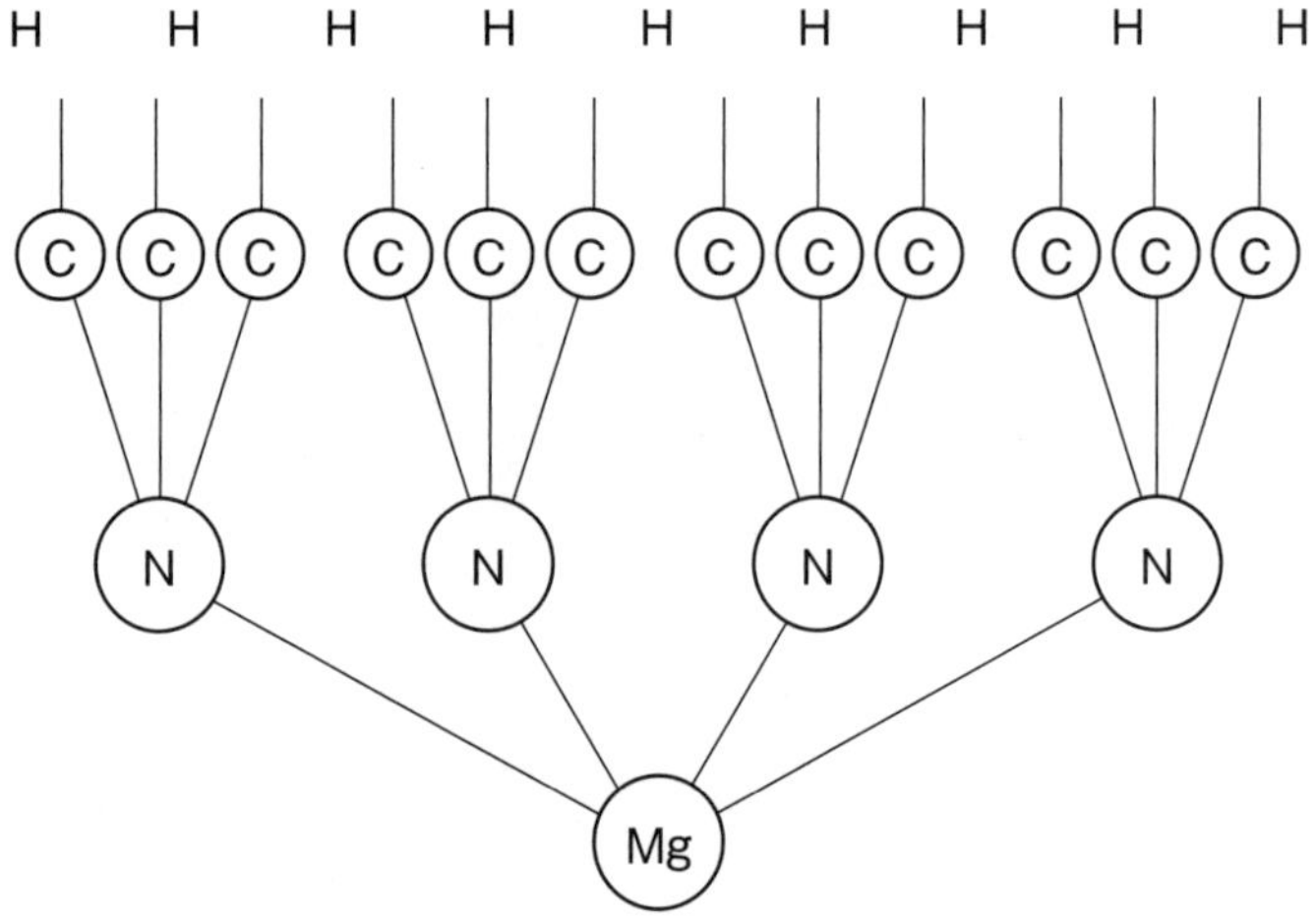

す。なぜなら、光合成とは、太陽の「光熱エネルギー」と地球の冷エネルギー、すなわち「地力」との合力によって成立しているはずですから。

さて、このマグネシウムは当然、地球冷エネルギーを抱いていなければなりません。したがって、地球エネルギーは割とアルカリ性であろうと思われます。マグネシウムはアルカリ金属の代表的存在です。このマグネシウムの核エネルギーを(このあたり、問題にもなるでしょうが)窒素原子が引き出して、上方(天井)に並んでいる太陽熱で燃えたぎった炭素に吹きつけているのです。このマグネシウムの核エネルギーは、生体内においては、「気」と呼ばれるものです。

さて、天井に並んだ炭素原子の電子軌道に

は、励起状態の電子が水平にあふれていますが、この電子を核としてこの核の軌道上に極微細素粒子「気」が飛び込み、「気」を持った電子がここに誕生します。電子は日本語では「生」と呼ばれてきていますので、ここで「生気」が生じたことになります。すなわち、軌道上に「生気」があふれた炭素原子、これが澱粉をつくるための根本材料となります。光合成を果たす根本力すなわち還元力の本体は、この「気のエネルギー」です。これはまた、水素原子と常に同時存在するような関係にあります。酸化力の主体は、言うまでもなく酸素原子であり、その仲間は炭素です。光合成は正確には光気合成と呼ぶべきです。二つの星が生かし合っている姿が、ここに見えてくるのです。

土と人間の関係について、少しだけ話題を提供しました。くわしくは次著に書く予定です。

㈣　心の輝き

～ここからが本番、病気なんかやってる場合じゃない！～

読者の皆さまは前半の実践編をどのように読まれたでしょうか。むずかしくはなかったとは思いますが、部分によっては、驚かれた方もあったかと思います。また、心が健康でないと肉体の病気になりやすいこともご理解いただけたかと思います。

さて、ここでは、心の健康を求める旅が拓いてくれる『心の輝き』について少し述べてみたいと思います。心の話は、いわば高級（?）なのです。そして実は、ここが人間の健康問題の最終目標となっているのです。

これからは、まるでオードリー・ヘップバーンのような透明に輝く女心につながっていきます。〝男心の輝きでは？〟と問われるなら、アメリカのポピュラー歌手、ナット・キング・コールあたりが私には浮かんでくるのですが。

では、さっそくその心のスクリーンをのぞいてみましょう。心を開いていけば、この世にも天国がいっぱい見えます。そして、天国ではないほうも、それ以上に見えてきます。

若い頃、私は東京で彫刻の勉強をしていた時期があります。心の泥沼の中で全国放浪してしまい、翌年の正月に美術学校に入りました。どうせやるんだったら、一番困難に見えているものに挑戦しようと思い、学生時代の「ロダン・ショック」がまだ生々しかったこともあって、彫刻界に飛び込んだのです。

まず、デッサンの練習です。彫刻でのデッサンは模刻というもので、歴史上の名品をそっくりそのまま粘土を使ってつくってみるのです。

ギリシア、ローマ時代の大理石像がモデルにされることが多いようです。

さて、その中でも頂点にあるものが「ミロのビーナス」と呼ばれている、ギリシア時代の大型の大理石像です。この女神様は、アフロディーテと呼ばれた実在の方だそうです。

この大理石像は、不思議なことに、模刻しようと思っても、なかなか近づくことができませんでした。このような不思議な思いについて、身近な例を考えてみると、法隆寺の仏様などが浮かびます。御仏《みほとけ》の姿はデッサンの対象とはなりにくいものです。普通の芸術家には近づくことができないということでしょう。アフロディーテ様の御像《みぞう》も、その神々《こうごう》しさゆえに芸術次元では近づけないのが分かります。

さて、オードリー・ヘップバーンにも近づきがたい高貴さがあります。同時に、庶民性もあります。彼女は、本当に心をダイヤモンドへと磨いてしまった天使です。彼女の全生涯がそのことを証明しています。いつぞや、アフリカの子どもたちと自然に、普通に交流していたときの姿を写真で見ました。世界中を女性の「ダイヤモンドの心」で照らし続けるなんて、素晴らしいことです。

この「ダイヤモンドの心」への道とは、いったいどのような道なのでしょうか。まだ磨いていない「ダイヤモンドの心」なら、全女性が持っているはずです。

今となってはもう過去の人と言っていいのでしょうか、男のダイヤモンドの心といえば、前述しましたようにナット・キング・コールが浮かびます。その歌声は有無を言わせず、すべての人を喜びで満たしてくれるものでした。お父さんは牧師さんだったそうですが、殺伐荒涼としたアメリカで、揺らぐことのない愛の光でそそり立つ人には驚きます。アメリカの女性歌手ブレンダ・リーなども大好きで、その生きのいい愛の歌には大いに救われたものですが、この方もエゴイズム砂漠に咲き続けた愛の大輪だったと思います。どうすれば、あのように沼地に咲き出している、純白のハスのようになれるのでしょうか。

職場でも、周囲を明るく照らしている女性に出会うことは少なくありません。女性の仕事、つまり生まれてきた理由は、男性とは異なっています。男性とは反対につくられています。

神様は（と言っていいのでしょうか）、同じようなものを二種類つくられるときは、とても異質なものとされます。動物のオスとメスも、とても異なった性質につくられています。メスだけが子どもを産めるようになっているのを見るだけでも、その違いは明白です。人間についても全く同様ですが、人間には心の問題が含まれてきます。

男性は雄雄しく、時としてたけだけしく、力強く、外に向けて活発です。それに合わせて、肉体も丈夫で大きい。

女性の心のありようは、これと反対の性質につくられています。女性の仕事は、この男性のたけだけしさを中和して和らげるような仕事です。すなわち、優美さ、優雅さ、やさしさによって世を調和させることです。その使命感が、容貌でも美しくありたいとの強い願望を女性に持たせています。美貌に生まれた女性は、それだけでずいぶん恵まれてしまっていると言えるでしょう。女性は、美しい、若々しいとほめられると、それだけで訳もなくうれしくなってしまうものです。でも本当は、すごく訳があるからうれしいのです。

このように、心の世界においても、男女は異質につくられています。その異質な同士が結ばれて、調和しようと努力し合うことによって、最大の心の成長がなされるようになっていると思います。電気のプラスとマイナスが出合って調和し、素晴らしい力を発揮するのと、とても似ていると思います。地球生活で言えば、昼と夜が交互にやってきて、活動と休息が見事に生かし合うようになっているのにも似ています。

雄雄しく狩りに出る男たちを着飾って送り、そして迎えた女たちの時代もあったでしょう。今日の時代にあっては、五十階も百階ものビルディングを建て、原子力発電所をつくり、地球中をピカピカの車で満たし続ける男たちを、女たちは美しく着飾って、余裕を持ってやさしさで励まし続けてくれています。

男と女は、ぴったり五十パーセントずつの正反対の能力で平等につくられてきたのですが、それぞれの時代には、それぞれ時代の個性が表われてしまい、どちらかにぶれてしまうことが少なくないために、この完全平等につくられているこの上ない美しい関係を実感し切れないことが多いようです。

さて、美貌の件は別として、ヘップバーンに追いつき、ナット・キング・コールを追い越す方法です。

ダイヤモンドの心とは、特別のことではなく、健康になった心のことです。前述したように、そのためには、まず、自分の心の様子をしっかり知ることです。どんな理由で、心のダイヤモンド、心の太陽が曇っているかを見つけることです。自分の心が他人と大きく異なっていると思われるポイントを見つけることです。テニスが上達するのも、水泳がうまくなるのも、相当のやる気と努力が必要ですが、心の世界でも全く同じです。時間を使い、心を砕き、努力することによって、一歩一歩間違いなく向上していけるようになっています。日々、心が明るくなっていくのです。人生が明るくなっていくって、すごいですね。

実践編でお話ししたのは「心の曇り」を種類別に整理して病名をつけてみたものです。自分はどんな「心の病」「心の曇り」「心の痛み」「心の悪い癖」「心の冷たさ」「心の長所」「心の暗いポイント」等々を持っているかについて、点検して見つけるのが最初の仕事です。実に多彩な、数え切れないほどの心の不調和の種類があると思いますが、おおよそ実践編で述べた種類の中に入っているかと思います。

夫婦や親子間の不調和のある家庭でも、お母さんかお父さん、とにかく一人でも自分の心の曇りの一つのポイントを見つけて、それを越えようと取り組むようになれば、そこが明るくなり、その人の人生が明るくなり、その家全体が明るくなり始めます。時間の差こそあれ、百パーセントそうなります。

そして、明るい心が開いていくにつれ（今日の日本社会は恵まれ過ぎており）、ありがたいことばかりの恵まれた生活の中の自分を発見することでしょう。人生の幸福感、充実感とは、まさに心の輝き次第なのだということにもなってきます。

さて、勇気を出して、自分の心の弱い点、病んでいる点を見つけ始めると、脂汗をかかずにはおれない毎日になるかもしれません。

頑張って、それを見つめ続けて暮らすことによって、それを乗り越える方法も見えてきます。その病が自分から消えていくことも多いと思います。自分の過去の人生の、どこでそのような心の癖を持ってしまったかを振り返ってみるのもよいでしょう。それこそ、すごい心の旅路が始まることでしょう。

心の世界が開いていくところです。心の世界一周ともなるでしょう。薄紙をはぐように、一日一日明るくなっていく自分ほど素晴らしいものはありません。憧れの「人生の輝き」への一日一日となっていきます。

「ローマの休日」のことですが、天使の心を持ったプリンセスは、「次に生まれる時は、ローマの下町の踊り子にでも生まれたい」とグレゴリー・ペックに語ったかもしれませんね。フィルムが回っていない時にですが。

しかし、彼女は、自分を慕ってくれる自国の国民への愛に生きる道を敢然と選んで、駆け去っていきます。それこそ、煩わしい侍従たちに囲まれ、規則と古い習慣とにからめとられた生活に耐える方を選びました。天使の自由の羽根をしまい込んだプリンセスのその決意が、深い悲しみとともに、ダイヤモンドの愛の輝きを放つラストシーンとなりました。生命の喜びと悲しみの葛藤《かっとう》の究極には、いつもこの「やるせなさ」が現われます。私たちのこの銀河系の輝きは、いつもこのやるせないハーモニーとなって聞こえていると思います。

ナット・キング・コールの代表曲の一つは、「プリテンド」です。「ちょっとブルーな日には、少しおどけて、幸せぶってみたらどうだい。それをやっているうちに、いつの間にか、本当にそうなっちゃうんだ」といった内容です。あのやさしい声とメロディーにあらがう力は、地球上にはないでしょう。「愛には敵がないのだ」と思わせるに充分です。

ビートルズはどうだったでしょうか。彼らは、地球の若者たちの青春讃歌として輝きました。核兵器の恐怖の世紀の絶望の中に、ちょっぴり「青春の悲しみ」も織り交ぜて。彼らの愛の深まりは、これからが本番というところだったかと思います。

日本の戦後の華、美空ひばりさんはどうだったでしょうか。彼女は、生きる喜びで日本中を励まし続けて止むことがありませんでした。しかし、民族の個性の枠を出ることはなく、その愛は地球を温めるほどのものへと開花することはできませんでした。

フランスの歌謡曲であるシャンソンはどうでしょうか。世界史の苦悩を一身に背負い込んだようなパリの歴史ですが、あらゆる善と悪とを丸呑みして消化し続け、今、そこの八百屋のおかみさんや魚屋のご主人さんなどが、あのような愛に到達しています。それは、世界中で愛され続けて止まないものです。

芸術の街と言われるパリの庶民のたくましさとその日常生活の芸術性の豊かさには、驚かされます。シャンソンには世界中の人々を励まし続け、温め続ける深い生命の喜びが、そして、ひそやかに与え続けて止まない、銀河レベルの愛が……パリの深い深い吐息の中に……やるせなく……息づいています。肉体は消失しても、このダイヤモンドの心体は輝き続け、転生輪廻しては「やるせなさ」を高め続けているのです。

㈤ ホリスティック医学（総合医学）

昨今は、ホリスティック医学という言葉をよく見かけるようになりました。ホリスティックとは、ギリシア語のholos（全体）を語源としており、全体性、総合性を持った医学という意味になるのでしょうか。

その反対は、専門化された医学、部分治療とかになるでしょう。心ある医者たちにとって、いたたまれないほど分解へ向かう医学への焦りが、このようなものの立ち上げに向かわせているのでしょう。

人間を治療することと肉体を治療することとは違います。なぜなら、肉体は人間のごく一部だからです。人間は心を持っており、心の不調和が最大の病因をつくっているのです。この点をここで述べてみたいと思います。肉体だけでは、もともと人間は動けないでしょう。極端な言い方をしますと、医者が考えている人体とは死体のことと言ってよいのです。

さて、本書の立場から言いますと、ホリスティック医学は次の五点ほどを含まねばならないと思います。

（Ⅰ）人間は三枚の合わせガラス

図13（101ページ）に示しましたように、人間はとても複雑な存在です。骨肉体、気体、心体の三体の合わさったものですから、この三体を同時に診なければ病気を本当には治せないのです。

一体ずつ簡単に説明します。とても大ざっぱな言い方をしますと、「骨肉体」をつくっている材料およびその活動エネルギーは、食べものです。酸素も必要でしょう。日ごと食べている食品そのものです。

「気体」の食べもの、つまり気体が生き続けるためのエネルギーは「気」と呼ばれるもので、通常、食品より高度な生命エネルギーです。「気」は大気圏にあふれ、植物体内にあふれ、動物体にも水中にもあふれています。しかし、ゴミ捨て場とか、気持ちの悪い場所等には気枯れしている所があります。

逆に、とても気の豊かな所もあります。そのような霊気豊かな所には、神社やお寺などがよく建っています。「気」という偉大な生命力は、ガイア様（地球神霊）の吐息です。

ガイア様の体にあふれる生命力です。気は自律神経を通して気体を形づくっていますので、この神経の神はガイア神の神です。

さて、「心体」の食べもの、つまり心体が生きて行動するための力、エネルギーは、どこから来ているでしょうか。

不思議なことですが、これはガイア様のお力ではなく、ましてや食品でもありません。これはとても高度なエネルギーで、神仏のお力に近いものです。とても高級なレベルの光が、心臓と重なって存在している「心」を通して心体にあふれています。心とは慈悲心のことですから、心体は実に神仏の慈悲エネルギーによって生かされ、働き、活動しています。イエス様のお言葉で言えば、「愛」のエネルギーとなるでしょう。

心体のエネルギーは、脳脊髄神経をも流れています。したがって、この神経の神は仏神の神であることになります。この心体のエネルギーは、気のエネルギーの百倍くらい強いパワーを持っていますので、肉体の死後も生き続けて、帰天します。すぐれた宗教を持って、しっかりお祈りのできている人は、神仏より、直接この心体エネルギーをいただいています。これが「信仰」の意味となります。人間の構造はすごいですね。

(Ⅱ)気体の性質の悟り

臓器、器官ごとに気の病み、つまり病気をとらえることはできません。気体の気は、全身を滞りなく周流することによってのみ調和をつくり出すことができる、つまり、病気を自然治癒することができる構造になっています（図20　気は全身を回っている、174ページ参照）。

(Ⅲ)時間的な全体性を知る必要がある

病気の主因となることの多い「心体」は、骨肉体と気体が老衰して死んで焼失したあとも、健全に生き続けます。したがって、死後、帰天するものである「心体」のあり方、またはは行く先についても知る必要があります。そしてまた、過去について、つまりこの生き続ける存在「心体」の過去についても、知る必要があります。どこからやってきて母体内の骨肉体（受胎後二カ月頃の赤ちゃんの体）に宿ったかについて知らねばなりません。

(Ⅳ)自然治癒力の主体、自律神経に学ぶこと

前述しましたが、自律神経の午前の働きと午後の働きの相違について知り、生活の自然なリズムについて、ひととおりの認識が必要です。

まず（Ⅰ）に戻って、もう少し話します。

心体と気体と骨肉体を同時に診ないと病気が見えないのは、当然のことです。三体が合わせガラスのように重なって初めて人間が成立しているからです。特に、人間の死なない部分「心の体」、つまり心体についての認識が最重要です。

次に重要なのが（Ⅱ）の気体の性質の悟りです。極端な話に聞こえるでしょうが、頭の頂きにある「天心」というツボに灸をすると、痔病が治る場合があるそうです。任脈と督脈という体の正中線の表層を回っている二つの気の脈があって、この調整で痔が治りやすいということでしょう。

粗悪な例えですが、車が故障した場合さえ、その原因はなかなか複雑にからんでいることが多いものです。電気系統の不調でも、その原因はエンジンにあったり、冷却系統からきていたりします。また、冷却水漏《も》れの場合でも、その本当の原因はファンベルトのゆるみで水温の上がり過ぎがあったり、タイヤのアンバランスで微細な振動があったりします。

〝怒りは肝を破る〟という東洋医学的言葉がありますが、怒りっぽい性格、気分ムラの多い人、また型にガッチリはまった生き方を好む人が普通、肝臓の不調を持っています。そして、肝臓の不調が疲労がちな体をつくり、気分ムラを助長することになります。劣悪な市販の安売り食品を食べ過ぎるのも、肝臓負担を増やすことになります。

歯の不調も、当然、内臓各種の不調和からのカルシウム不足です。不安定な精神状態（心体の不調和）が酸性体質をつくりますので、これもカルシウムを消耗しています。

また、心や大脳におけるさまざまな悪い思い、特に大脳に悪い思い、争い事、不仲などを持ち続けてしまうと、ここで発生する酸性毒素が歯のカルシウムを奪ってしまい、歯槽《しそう》膿漏《のうろう》をつくってしまいます。もっとストレートに言うと、この厳しい酸性毒素が歯ぐきから放出され、解毒されているのです。これなどは、あまりに明白な現象です。

カルシウム補給を心の問題で言いますと、「いつもおだやかに、おっとりと」なのです。これで、カルシウムは体内にあふれてきます。カルシウムは常に話題の中心になりますが、気にあふれた体はカルシウムにあふれており、逆にカルシウムの豊かな体は気が豊かです。

カルシウムには、生き生きとしてパワフルなカルシウム原子と力の弱いカルシウムの原子があります。若いカルシウムと古いカルシウムです。まだ理解できない方が多いでしょうが、生体内においては気は酵素態のカルシウムの核エネルギーからも供給されており、必要に応じて放出されています。新谷先生のミラクルエンザイム説がありますが、エンザイム（酵素）の神秘も、その酵素システムが主にチッ素の原子核から核エネルギー（気）を放出するためのものであると理解すれば、分かりやすくなってくるかと思います。

次は、(Ⅲ)についてです。骨肉体と気体が焼失した後にも「心体」は生き続けていくものならば、人間の全体像を語るためには、死後の心体の行き先について知らねばなりません。それに付随《ふずい》して、生まれる前はいったいどこにいたのか、どこから現われて私になったのでしょうか。

骨肉体と気体は母親から分かれてきますが、心体は母親から分かれてきたものではありません。母とは全く別の性格を、子どもは持っていないでしょうか。やさしさをその性質とするお母さんから、男の子が生まれ、雄雄しく育っていくなんて、考えられますか。母親のどこを探せば男の魂が見つかるでしょうか。

これが最後の問題であり、これを解く時、実に人間の全体像をとらえたことになります。人間の生前と死後についてです。この点は後に明解にお話しします。

さて、(Ⅳ)についてですが、自律神経の午前の働きと午後の働きがまるっきり反対の、ダイナミックな反転を見せてくれることを知る必要があります。また骨肉体、気体、心体が総合的にホリスティックする姿を発見してこれを悟るなら、お医者さん方は、誰でも圧倒的な名医としてそそり立つことでしょう。

さて、**図18**、**19**は、自律神経の交感神経（動物循環）と副交感神経（植物循環）が全体生理の大ギアの内側で夜と午前および午後の勢力を交互に譲り合いながら、この上なく複雑で精妙な調和で回転している様子をイメージして書いたものです。物理的には、このギアは回転しないものかと思いますが、すべてがかみ合いながらゆっくり回転しているとのイメージです。

また、大外にある大ギアは何にあたるかと言いますと、「心体」と呼ぶことができます。骨肉体および気体（自律神経）は心体にも覆われているわけですが、この心体は生命を大調和に保ち続ける力です（心霊体と表現する人もいるでしょう）。

人間の健康とは、この全体調和を取り戻すことであって、一つ一つの器官をいじっても、本当の健康には届きにくいものです。この輝かしい大調和の回転は、本来、いわばパーフェクトにつくっていただいておりますので、いくつかのパートに故障が生じても、充分に補《おぎな》い合うことができます。この大調和を破っている病気の人が多いという今日の文明は、驚くべき造病システムであることを思い知らされずにはおれません。

さて、まず夜と午前に比重のかかる植物循環についてです。これは主に足を巡ることによって、その浄化および充気の仕事を果たしています（十二経脈図（**図20**）、１７４ペー

図18

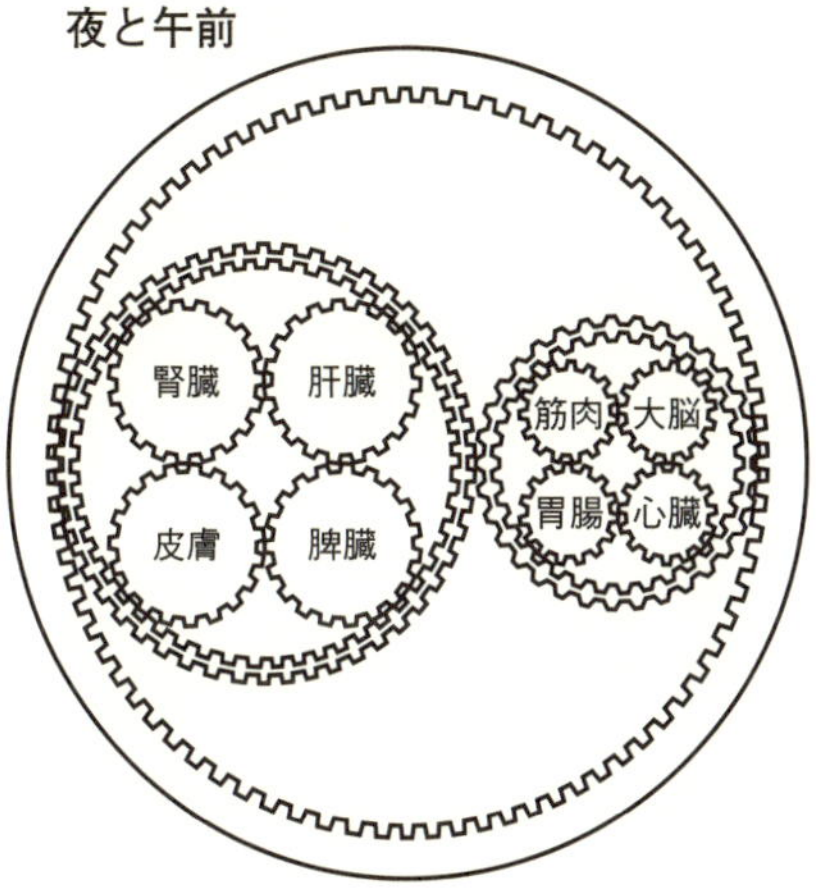
夜と午前
腎臓
肝臓
皮膚
脾臓
筋肉
大脳
胃腸
心臓

図19

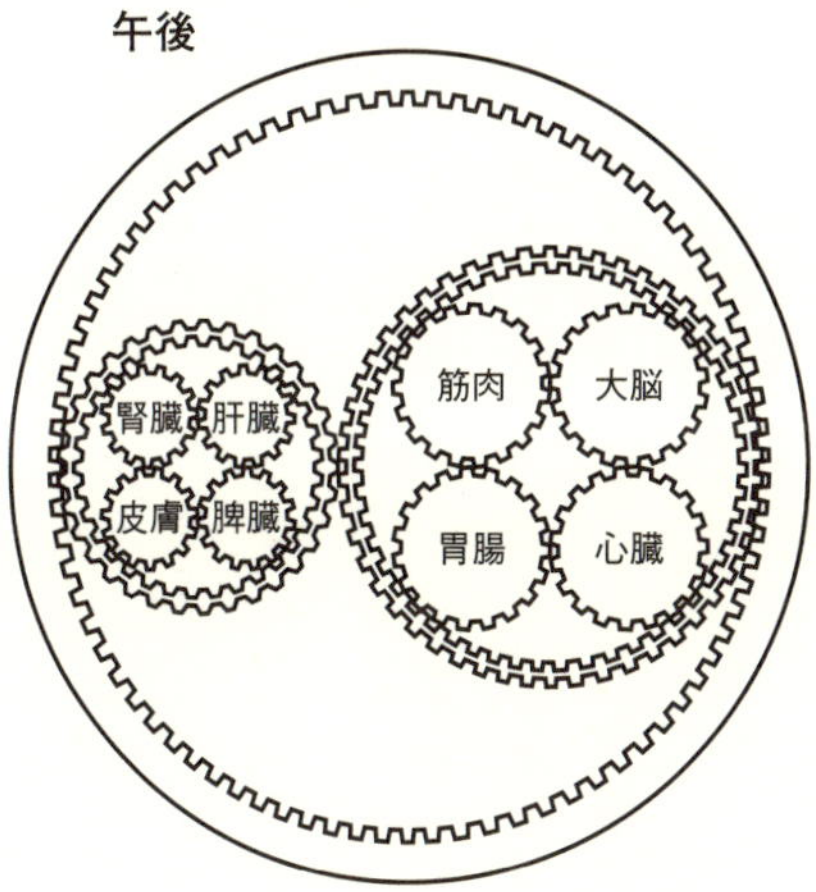
午後
腎臓
肝臓
皮膚
脾臓
筋肉
大脳
胃腸
心臓

ジも参照してください）。へそより足の先までの間に浄化の作用を果たす「土《つち》の気」が充満しており、ここを通るとき、作用が働きます。図の足を巡る三陰三陽の気の流れの中で浄化されているわけです。したがって、足を巡る気血が逞しく堂々と流れていなければなりません。

足の気血を巡らせているパワーは、腎臓の気力に負うところが大です。したがって、植物循環の浄化力は生き生きした足の筋肉の力と腎気の力とを合わせたものと言えます。気の源流およびコントロールセンターとしての脾臓の力も、もちろん大きいわけですが。これで、朝のストレッチ体操が足のリラックスを中心に組まれている理由が分かると思います。

さて、午後に比重のかかってくる動物循環について話します。この循環の目的は、労働や活動です。午前中に蓄積された体液中の生気エネルギーの消耗です。この循環を巡るものの中心は血液です。もっと詳しく言うと、気血です。血球は気の力によって、霊的な力の指示する方向へ血管内をどんどん自力で走っていきます。

このダイナミックな循環の気血の流れを司るのは、まず、手の気の流れ、三陰三陽です。そのリーダーは、小陰心経といわれるもの、すなわち心（心臓の位置にある）から出ている輝かしい霊気です。心がやる気になって活動をリードし始め、その指示を実行するための血の循環を起こすのが小腸です。午後の活動のリーダーは、何より心の力ということになります。心のエネルギーの正体はもちろん「愛」と呼ばれるエネルギーです。

(V) 十二経脈図

さて、五番目です。次頁の十二経脈図（**図20**）は、私なりに工夫して分かりやすく作成したものです。経絡（経脈）は、実に輝かしいシステムです。気は、このようにして十二の気脈（経絡）を巡っているのです。その全体性には驚くほかはありません。

これを見ると、これに興味を示さない今日隆盛の西洋医学が、少々心細いものであって、頼りっぱなしではいられないことが分かってくるのではないでしょうか。

気体と心体について知ろうとせず、しかも、歯を食いしばって予防医学から目をそらし続ける姿は、哀れにも見えます。西洋医学が進歩すればするほど、病人が増える理由も少しは分かってくるかと思います。今日の医療技術の進歩は、ホリスティックな立場から見ますと、きびしく申し上げるほかはないのですが、「闇の上塗り」以外の何ものでもありません。

お医者様の心の奥の奥には、この絶望がひっそりとしまい込まれているのです。無能無才の臨床体験もない一人の有機農業者があえて「患者側の医学会立ち上げ」を提唱せずにはおれない状況があるのです。

図20　気は美しく全身を回っている
十二経脈図

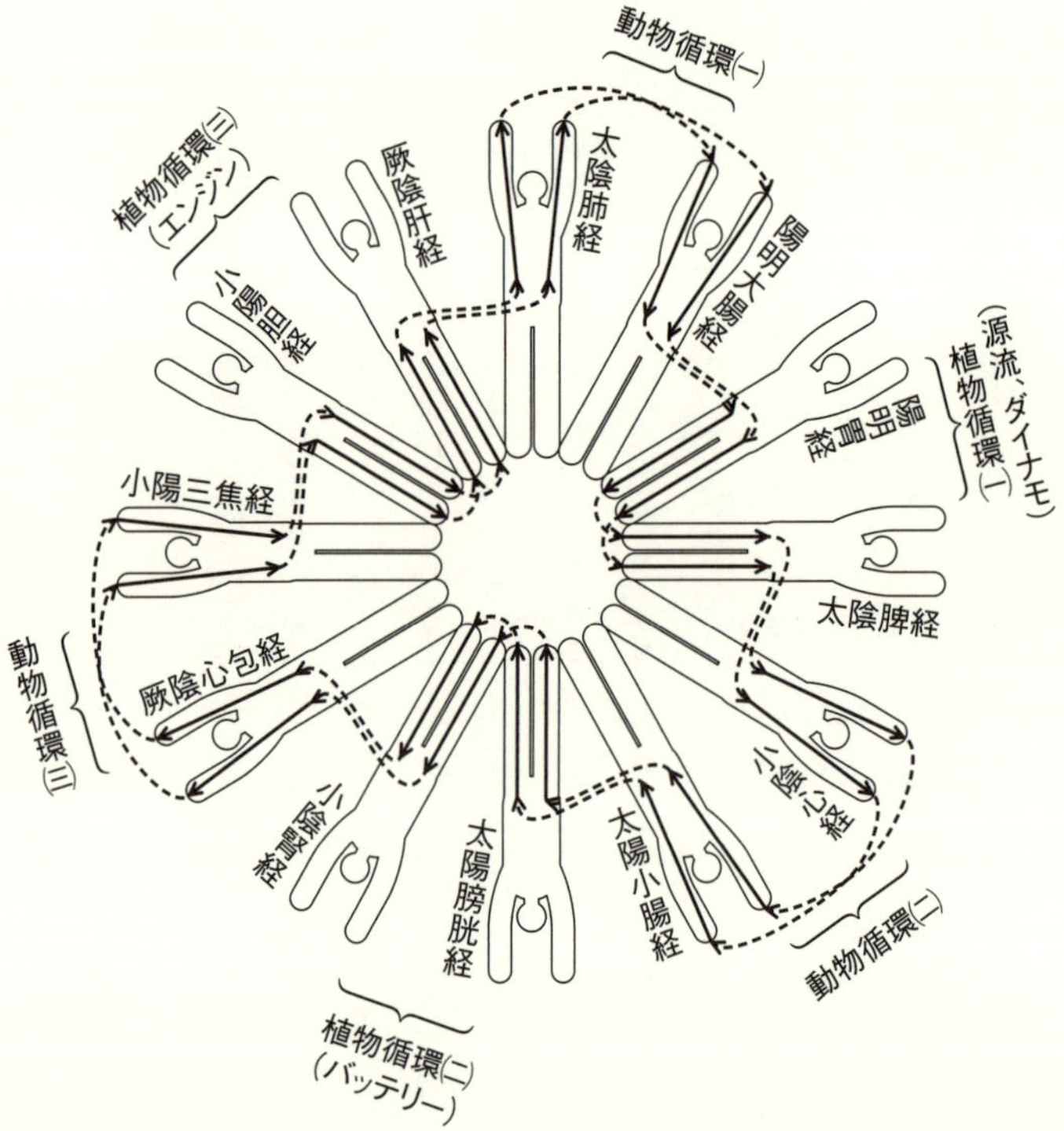

㈥ なぞなぞ ～人間の全体構造について～

ホリスティック医学も興味深いですが、心体やその中心である心によって機能している人間というものの、心を含めた全体構造について、さらに考えてみたいと思います。

およそ、今日の科学者でこのようなテーマに近づける人は少ないでしょう。科学にはなじまないテーマだからです。「易」という不思議な考え方を導入することによって、スイスイと、とても興味深い人間の全体像を想像することができます。まず、「一本の直線上に頭脳と肉体が存在し、その中央に横隔膜が存在する」という言葉が浮かびました。

肉体とは、この場合、腹から足の先までを指します。上は頭脳ですが、肺は頭脳ととても仲の良い存在です。腕も大脳といっしょに常時活躍しています。中央の横隔膜は心臓と切り離せないほど、べったりとくっついているそうです。一体です。心臓と心は重なって存在しています（図21、176ページ）。

図21

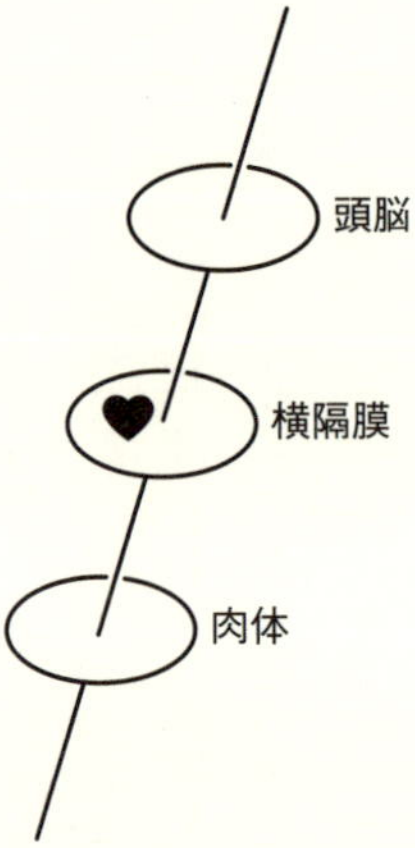

図22

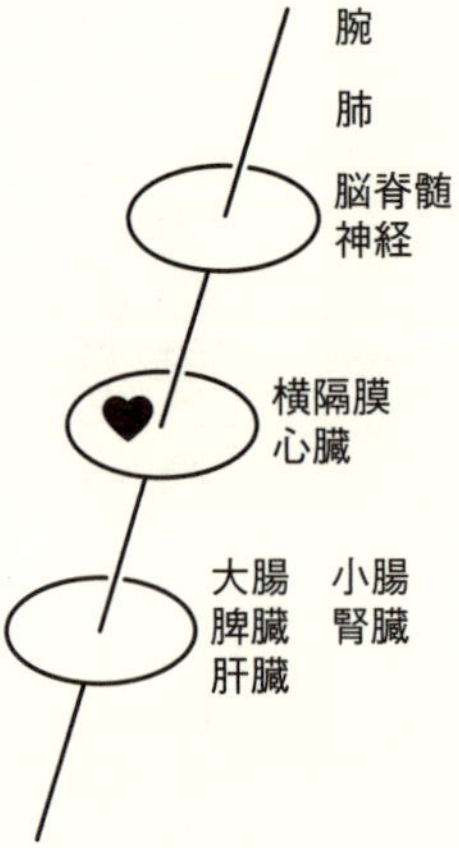

　呼吸している間が人間です。一つの直線上にあるこの三者は、美しい生のハーモニー「呼吸」を奏でています。頭脳と肉体は、横隔膜とよく調和しながら、しかも横隔膜を上下に引き合って、呼吸を続けて生きています。

　心臓は、心の発する光のおかげで光にあふれるリズムを打っています。体全体に生のリズムを与え続け、そして励まし続け、血球を温め、血液を整えています。

　血球は、心臓の打つリズムに合わせて、自力で全身を駆け巡っています。タンバリン（心音）に合わせてマスゲームをやっている子どもたちとそっくりです。

　さて、この**図21**は次のように具体的に書き直すこともできます（**図22**）。

肉体と呼ぶものは横隔膜を下に引く力で、すなわち大腸、小腸を中心に、脾臓、腎臓、肝臓です。横隔膜を上に引く力は肺であり、大脳、腕は肺の仲間です。中央の横隔膜は心と心臓を抱いています。心は心臓を従え、横隔膜を従えて、ここに宇宙のリズムを奏で続け、人間の生理作用を作り出しており、一呼吸一呼吸ごとに人間の生命を創出し続けています。その宇宙的リズムは、心臓8拍に対して、横隔膜一往復程度でしょうか。すなわち、（※4分音符記号）＝60、4／4拍子となっています。

この呼吸のスケールの大きさおよび精妙さのレベルによって、その人の大きさ、人格の高低が決まっていくことになるでしょう。

心体と気体と肉体を混然と折り込んで、人間という輝かしい構築物がここに練り上げられていると思います。大脳や肺は、カルシウム（骨）で囲まれて「気」からシールドされ、守られているものと思います。おそらく、ここがあまり気の力を必要としない部分であるからでしょう。つまり、中心的には、酸素による酸化活動を中心とする器官だからです。この酸素系は、太陽の指令を受けて働いています（このあたりは次著で詳しく述べる予定です）。

下半身は、カルシウムでシールドされていないので常に気にあふれており、浄化と充気を果たしてくれています。気の世界、水素系の世界です。

実は、こちらは地球の冷エネルギー世界なのです。

最終結論としては、人間は太陽エネルギーと地球エネルギーを上下に持っていて、その中央に、心によって導かれた横隔膜が存在し、それによる呼吸作用を運行し、三者の大調和を奏でていることになります。

よく、人体は小宇宙であると言われますが、このことを直感した人々の言葉かと思います。神仏の知恵力のすごさには驚くほかありません。

(七) 農場閑話

① 東大寺……私のルーツ

もう八年ほどもなるでしょうか。自然農法によるトマトづくりで有名な奈良の橿原《かしはら》市の井上秋男農園をお訪ねしました。偶然にもこの日、七月七日に気持ちがまとまったものです。

井上氏は、日本でもまだ数少ないトマトの無農薬栽培の成功者です。写真で拝見して感じていたようなやさしい人柄とは大違いで、大地に根をズシーンと下ろした、鋭い理性の持ち主で、大変緊張してしまいました。雨よけ栽培のハウス内では、病気もなく見事な実が成っており、収穫が始まっているところでした。たっぷりと技術論をお聞きすることができました。無農薬トマトほどおいしいものはありません。

さて、その後、ご子息により、近くの橿原神宮まで送っていただきました。初めての参拝でしたが、その神宮の輝き、霊力の強さには驚きました。境内《けいだい》に入っただけで背骨がシャンとなって、スキップして駆け出しそうになりました。

さて、その後、近鉄に乗り、自然と東大寺に足が向いていきました。東大寺千二百五十年祭のポスターが賑やかに貼られていたからです。

東大寺の回廊をくぐって中庭に出ると、「おおっ！」と、思わず両腕を上げて身構えをしてしまいました。巨大な木造が倒れかかってきそうに思われたのです。本堂に入ってみても、何か面白くありません。光がないというか、輝きが感じられません。

夕方には、庭の芝生でピアノコンサートが予定されていました。やり切れない思いを残して大仏様に一礼し、帰路につき、新幹線を乗り継いで家に帰り着いたのは明け方でした。

その後、「幸福の科学」の支部でその話をしたところ、ちょうどその日に東大寺の大仏様のご威光が終了し、その力は現成の仏陀様、エル・カンターレ、大川隆法先生に引き継がれたとのことでした。その七月七日は、大川先生のご誕生の日でもありました。

不思議なことですが、その日に東大寺に呼んでいただいたことになります。おそらく、大仏様建立に当たって、私も前世で何らかのお手伝いをさせていただいたものと思います。

モッコをかついで粘土を運んだり、銅を熔かすための炭おこしをやったりの仕事だったかもしれません。ひょっとしたら、現場監督くらいはできたかもしれません。

東大寺建立は、国をあげての巨大事業でした。祭典に呼ばれた奈良、京都の僧侶方も、多くはこの天平飛鳥期に生まれ、この大建立に縁のあった方々であったことでしょう。目に見える歴史の裏側でというか、表側でというのが正解かもしれませんが、生々しく仏様の歴史は流れております。

東大寺の大仏様は、千二百五十年の尊い使命を果たしきられたことになりました。今後は、いわば観光用として残っていくことになります。

この話は、私のルーツの一つを解明するものでもあります。私には、このような体験がいくつもあります。大江戸、元禄期に帰ったこともあります。これも私の転生歴を示しています。

若かったせいもあったでしょうが、東京時代に、浮世絵の美人画やおいらんの櫛、髪かざりに深く魂を奪われた時期もありました。三味線の聞こえる江戸の武家屋敷の通りを徘徊したこともあります。今日では、歌舞伎など興味の持てない人がほとんどでしょうが、これは日本の理想郷時代、大江戸期に完成を見た、世界に冠たる演劇です。いまだに日本人は、これを超える見通《みとお》しはありません。東西文化融合の後に、日本がまた新しい理想郷に至った時、次なるものが生まれてくるのでしょうか。

私は、東京での美術学校生活を契機《けいき》として、ギリシアを通り、ローマからルネサンスを抜け、印象派を通り抜け、また聖書とのご縁もいただいてきましたので、西洋の今日の精神世界はひととおり理解できます。東洋と西洋の融合の中から二十一世紀が生まれてくることでしょうが、多田政一先生の理論もまさにそれに先行する奇跡の融合、生命哲科学です。普通の西洋医学では、これを理解するのは無理でしょう。

ギリシアにも私の転生はあります。美術学校で、いきなりギリシア彫刻に飛び込んだのは、この前世の影響でもあったと思います。誰もが瞑想して思い出せば、このようにして、前世を思い出すことができるでしょう。

少し身近な話をします。近くにおられる知り合いのご家族は、一家全員が英語が得意で、英語の先生などをやっておられます。一家で英国留学もされました。その方が最近改装された玄関を見ると、まるっきり英国風なのです。前世丸見えです。

また、よくインドへ出掛ける人、インド大好きな方は少なくありませんが、これも彼らの前世を物語っています。友人で独特の個性のあるファッションをする人がいるのですが、その人の前世が丸見えです。まるっきりインディオなのです。顔立ちにもよくそれが見えています。

また、もう一人の友人は、とても楽しいことですが、スペインのフラメンコダンサーそのものになっているのには驚きます。目は真っ黒で、とても深い。無意識に前世が出てしまうのです。

もう一つ面白いのは、近くの方で、この日本経済の発展期に大きく成功され財を成された方で、見上げるような邸宅を構えた方がおられるのですが、その構えが、何ともアラビア風まる出しなのです。まさに前世を表わしています。

ルーツご案内〜自分のルーツを発見して才能全開だ!〜

春雨の煙る門口《かどぐち》で、傘もなく、両親が待ち続けている、大和の心のふるさとへ帰り着く道はいくらでもあります。鳥たちも飛び交う、うっそうとした大和人の心の森への入り口は、どこにでもあるのです。そこに入れたなら、御仏《みほとけ》の微笑《ほほえ》みも、あなたの心にじかに響いてくることでしょう。天皇のトツトツとした語りの中にある、大和人の「まことの響き」を聞き取れることにもなるでしょう。私が二十四歳の秋に恵まれた、大和人の心の原生林へ、私たちの安らぎの不思議な森林に皆さんをご案内したい。決して、アフリカの奥地の部落まで旅することはありません。手のひらを開いて、しっかり見てもらえばいいのです。

古都、奈良や京都への憧れは、心の底に多くの人が持っています。その憧れの中身は、いったい何でしょうか。

暮れなずむ古都を、奥深いお寺の鐘の音が渡っていきます。憧れは、ほかならず、都の人々が、仏の心を持って笑顔で暮らしていたに違いないという思いではないでしょうか。それこそ、人々が無限の安らぎの中で暮らしていた時代であったに違いありません。古都への憧れの中身は、ほかならず、一人一人の無限の心の安らぎへの憧れだと思います。

ルーツ探訪……実践編

◎生まれ育った町や村を探訪すること。

そこで出会ったお年寄り（大和人）と腰を下ろして、話してみませんか。

◎父や母との思い出をよく思い出し、整理整頓すること（瞑想）。

◎昔親しんだ、古さびたなつかしいお祭りは残っていないでしょうか。

◎お寺や神社を訪ね、上がり込んで、老僧の話をしっかり聞くこと。若い僧は、戦後派の仲間であることが多い。

◎古里での川釣り、海釣り。

◎古典文学探訪、絵画、音楽、歌舞伎にふれること。
◎古都探訪と瞑想。
◎四国八十八カ所巡りなども、しっかりマイペースで。
◎「幸福の科学」の支部を訪れ、支部長と対話すること。またそこで、仏陀様の像の前で瞑想されることもおすすめします。その御《み》仏《ほとけ》像は、二千五百年ぶりの仏様のご降臨のお姿です。お顔はよく見ると、ゴータマ・シッダルータ様ではありません。大川先生です。
◎もし、ここ支部で仏陀様のご降臨を本当に知ったならば、ルーツ探訪は完全終了となります。

② 心臓はポンプではない

見た目には、心臓はとてもよく働くポンプのようです。しかし、その音はポンプの音とは似ても似つかないものです。その音は快い和太鼓に近い音です。つまり、リズムを打ってペースをつくっているのです。このリズムに合わせて全身の血球が自分自身の力で駆け回っているのです。心臓のリズムに合わせて、全身どこでも同時に脈打っている不思議は誰でもすぐ確認できるでしょう。これこそ、神秘的な現象ではないでしょうか。ちょうど、先生のタンバリンに合わせて、子どもたちがいっせいに演技するマスゲームのようです。毛細血管を、まるで若鮎の列のようにピチピチと血球が駆け巡る様子を見た人も多いことでしょう。

心臓の筋肉の拍出力で、全身の毛細血管の血球をこのようにピチピチ動かすためには、超硬質の鉄製の巨大なポンプが必要だそうです。本当に人体は不思議です。血球は、なぜこのように素晴らしい勢いで手足の先の毛細血管まで駆けていけるのか。さらに、なぜ手足の先から心臓まで戻ってこれるのか。今日の医学では、これを説明しきるのは困難です。

心臓が足の先からポンプで吸い上げているのでしょうか。残念ながら、静脈管はやわらかい肉で出来ており、心臓の吸入する力が働いた場合、いともたやすくペシャンコになってしまいます。私論ですが、「血球は自力で駆け回っている。その駆けるエネルギーは血球の中の酸素原子の力と気の力により供給されている」となってしまうのです。

血球の新生

さて、血液はいったい、体のどこで新しくつくられているのでしょうか。西洋医学では、骨髄《こつずい》造血で終わったままですが、これは間違いです。血液は小腸で新生されているのです。

千島、森下先生の考えが正しいのです。

さっさと私論を述べ加えてみますと、食べものは小腸で人体に近い細胞に変化させられ、絨《じゅう》毛《もう》の先にどんどん重なってくっつき、絨毛を上へ上へと伸ばします。絨毛は、その根元からどんどん腸管に変わっていきます。これで、腸管はどんどん厚くなっていくわけです。そして、厚くなった腸管はその外側（外壁）からはがれて、血球の母細胞となり、そこにあるおびただしい毛細血管に入って、まず赤血球となって肝臓へ上がっていきます。この赤血球は、必要に応じてたやすく白血球、血小板等へと変化します。

信じられない程単純な話でしょうが、生命はこれ程、本当はダイナミックだと思います。

さて、腸造血が理解できると、食べものの質がそのまま腸管の質となり、腸管の質が血球の質を決定していくことが理解できるようになります。さらに、当然のことながら、血球の質はその人の体質そのものとなります。

肉を主食とする人の血球は、肉の性質が強く、玄米菜食の人の血球は植物性の性質を帯びることになるでしょう。植物の細胞は若々しく、肉の細胞は、一度消化して殺されて動物の細胞になったものですから、より古いと言えます。これが肉の食べ過ぎが戒められる根本的な理由となります。肉食者の細胞が老化しやすいことになります。

また、おびただしい添加物入り食品や、農薬を二十回も浴びて化学肥料栽培された農産物などは、その虐待《ぎゃくたい》栽培された虚弱な体質をそのまま残して血球に変化してしまっているのです。

ところで、手足が氷のように冷えていても、血液が胴体に入った途端に三十六度五分になってしまうのはどうしてでしょうか。これも解決のつかない問題でしょう。吹雪の中では、すぐ心臓が冷えて凍りついてしまいそうに思われます。

カロリー説ももちろん、一部は正しいでしょう。しかし、それで説明できる部分は少ないです。血液の奇跡の原因は、心臓と重なって存在する「心」から出されている「強力な生命の光」であり、これによって、胴体に入った血液は瞬時に、三十六度五分に変化していると私は考えます。

さて、前述の、死なずに帰天する「心体」の中心部分「心」は、心臓の位置と重なっています。ここに血液の神秘の原因があります。「心」こそ、実は「健康の力」そのものなのです。したがって、その健康力の一つの表われとして、血液は瞬時に三十六度五分に温められているのです。

「心」にかすみがかかってさえいなければ、温かい血が流れてくれることになり、強く正しい心は熱血をつくってくれています。逆に、心が曇っていると、心の光が弱まります。

冷血とか貧血の最大の原因がここにあります。

血の冷えは万病のもとと言われています。食物原因、胃腸虚弱の貧血もあるでしょうが、それは「心」の曇りとは比べものにならないささやかなものです。「明るく高く」心を保つ努力が、健康にとって最も重要であることが分かります。心臓はただのポンプではないというだけではなく、やはり体の中心であり、生きる力の中心であるのです。

③ 玄米食の不思議を解明する

治病食としては、玄米食が王様です。玄米の神秘的な作用については、説明が少し複雑になります。桜沢《おうさわ》如一という方がおられましたが、この方は食物を二つのグループに分け、一方を陽性食品、他方を陰性食品とされました。それを**図23**（192〜193ページ）に示します（日本正食協会御協力。大森英桜氏の指導により、屋久島天然村の山形信之氏によって作成されたものです）。

詳しい説明は難解になりますので、できるだけ分かりやすく話してみます。

左側の端に極陰性のものが並んでいます。病人にはよくありません。さらに、右端には極陽性のものが並んでおり、これも病気の人には向きません。健康体の方でも、この両極端のどちらかにおぼれすぎると、体がそちらへ傾いて調和を失い、病気になりやすくなります。

ちょうど、真ん中に玄米があります。これが玄米の神秘性を示しているのです。つまり、玄米はほかの片寄った食品、極端には化学薬品、コーラ、コーヒー、紅茶、または肉、酒などを食べたり飲んだりしても、お昼に一食玄米を続けると、その日の食べものの片寄りを大方《おおかた》、中ほど（中庸）に戻してくれるのです。中道を示す羅針盤のようなものです。

これが玄米の神秘性の説明です。

図23（192～193ページ）をよくながめてみてください。人によっては、自分の病気の原因をこの表の中の食べものの片寄りとして見つけ出せることでしょう。

玄米食によって、太った人はやせ、やせ過ぎの人は太ってくると言われます。焼酎飲み、タバコ飲み、薬好き、肉溺れ、コーヒー、コーラ、缶ジュース党等々ありますが、玄米はその極陰、極陽の毒性を中和してやわらげてくれます。世に活躍しておられる方々の中には、意外と玄米食派が多いものです。ひそやかな底力を持っている方々かと思います。

しかしまた、玄米にもいくつかの弱点があります。一つは、胚芽に農薬がたまりがちと言われています。ですから、特に病気の方は、有機無農薬栽培の玄米がよいでしょう。これに少量のあずきを入れて、上手に軟らかく炊けるようになってください。玄米用の圧力釜があれば最高です。それこそ、毎日が赤飯でお祝いです。病気の人は、これこそ人間の本来の生命の食品であることを知って驚かれることでしょう。

玄米のもう一つのやっかいな点は、この胚芽が強力な仮死状態にあることです。そのため、この玄米という素晴らしい完全総合栄養体が腸に吸収されるまでの過程で、人体から気をもらう必要があります。

ですから、一般的には、病人には食べづらいものとなります（体の気枯れが病気ですから）。胃や腸が気を取られて、困ってしまうわけです。どうしてもなじめない人の場合の対策としては、

①充分にやわらかく炊いて、よく噛むこと（二十回くらい）

②発芽玄米を利用すること

この二つでしょう。

発芽玄米は、大変ありがたい、素晴らしい工夫です。胚芽が水を吸って発芽が始まった段階です。この状態の胚芽は、仮死状態を脱して、気を吸収して生気あるものとなっているのです。

次に、玄米の三番目の弱味について。

陰陽表

凡例
●常用品　◎副食品　○時としてとる
☆体質により，あるいは療用品としてとる
□とらなくてもよいが，とるなら盆と正月くらい
■なるべくさけける　（※序列はあくまで目安です）

中庸✡ ⟹ 陽性△ ⟹ 極陽性▲

	黄	橙	赤	赤外線
い（でんぷんの甘み）		しおからい	苦い	渋い
●玄米	●そば ●ひえ ●あわ			
	◎かぼちゃ ◎たまねぎ ◎れんこん	◎ふき ◎人参 ◎ごぼう ◎みずたがらし	◎たんぽぽ（根） ◎じねんじょ	
	魚貝類 〈川魚〉 □鯉・うなぎ □あゆ □はまぐり □かき □たこ	□いせえび □かに □ひらめ・かれい □ます	〈近海〉 □たい □いわし □あじ □小えび □にしん・さけ	〈遠海〉 ■くじら ■まぐろ ■さば ■ぶり ■キャビア
◎わかめ ◎ひじき ◎のり，昆布	肉　類	■豚肉 ■牛肉 ■ブロイラー	■マトン	☆きじ ☆有精卵
◎小豆 ◎黒ごま				
◎紅茶 ●番茶 ☆よもぎ茶	☆ヤンノー ☆コーレン ☆コッコー	☆TMU（無双湯） ☆たんぽぽコーヒー ☆醤番	☆朝鮮人参 ●みそ（天然） ●梅干 ●たくあん ●醤油（天然醸造）	☆梅生番 ●自然塩 ☆卵醤 ☆各種黒焼 ■精製塩（イオン交換樹脂膜製法）

陽　性

- ○ナトリウム（Na）の多いもの
- ○求心力の強くはたらいているもの
- ○寒い，涼しい土地，気候にとれるもの
- ○ゆっくり育つもの
- ○小さいもの
- ○背丈の低いもの
- ○かたいもの
- ○水分の少ないもの
- ○地上で横にはう植物
- ○地下でまっすく下にのびる植物
- ○細い葉
- ○ギザギサの葉
- ○煮るのに時間のかかるもの
- ○熱するとむしろかたくなるもの

とると

- ○体を温める
- ○体を締める
- ○気が短くなる
- ○動作が早くなる
- ○睡眠時間が短くなる

参考図書

（桜沢如一・著，日本CI協会発行）
「魔法のメガネ」「宇宙の秩序」「無双原理・易」「生命現象と環境」「新食養療法」「東洋医学の哲学」「永遠の少年」

（桜沢里真著）
「マクロビオティック料理」

図23　食　物　の

陰　性

- ○カリウム（K）の多いもの
- ○遠心力の強くはたらいているもの
- ○暑い，暖かい土地，気候にとれるもの
- ○早く育つもの
- ○大きいもの
- ○背丈の高いもの
- ○やわらかいもの
- ○水分多いもの
- ○地上でまっすぐ上にのびる植物
- ○地下で横にはう植物
- ○広い葉
- ○ギザギザのない葉
- ○早く煮えるもの
- ○熱すると軟らかくなるもの

とると

- ○体を冷やす
- ○体をゆるめる
- ○気が長くなる
- ○動作がのろくなる
- ○睡眠時間が長くなる

▼極陰性 ←		▽陰性 ←		
紫外線	紫	藍	青	
えぐい	辛い		酸っぱい	
穀　物	■イーストパン（砂糖入り）	○天然酵母パン	●うどん ○とうもろこし	●麦類 ●食 ●き ● もりそば
野菜・野草	☆なす ☆トマト ☆生椎茸 ☆じゃがいも ☆もやし ☆にんにく ◎干椎茸	□さつまいも ○里芋 ○なが芋 ○大和芋 ○こんにゃく □たけのこ	◎たんぽぽ（葉茎） □ホウレン草 ◎レタス ◎きゅうり ◎ねぎ ○カリフラワー ○キャベツ	◎小松 ◎パセ ◎白菜 ◎大 ◎だ
果　物	■パイナップル ■バナナ ■いちじく ■熱帯産果物 □メロン □ブドウ	○すいか ○もも	○柿 ○みかん ○さくらん ○くり ○りんご ○いちご	
香辛料	☆わさび ○しょうが ☆こしょう ☆唐辛子	○カレー	**海　草**	○天草 （ところて 寒天
豆　類	☆豆乳 ◎豆腐（天然にがり使用） ○きなこ □大豆グルテン ■豆腐（市販） □ピーナッツ・各種ナッツ	○そら豆 ○うずら豆 ○隠元 ○大豆・納豆	◎油揚げ ◎高野豆腐 ◎がんもどき ◎白ごま	
飲み物・調味料 油・乳製品等	■コーラ・砂糖入り飲料水　□ジュース（天然果汁） ■日本酒（合成酒）　□コーヒー　□日本酒（自然酒） ■ぶどう酒　■ウイスキー　□ビール　□緑茶（無農薬） ■合成酢　■ブランデー　□甘酒 ■白砂糖　□マーガリン □はちみつ　□黒砂糖・米飴　□コーン油 ■化学調味料　□大豆油・ピーナッツバター　□オリーブ油 ■アイスクリーム・砂糖菓子　□醸造酢・みりん　□椿油		○麦茶 □チーズ □牛乳 □ヨーグルト（無糖） ●なたね油 ○紅花油 ○ひまわり油	☆はぶ ●ごま

＊同じ食品でも産地により，種類により，また，調理によって陰性，陽性は大きく変わります。
＊ナスやジャガイモのようなごく陰性なものでも調理の方法によって，安全に食べることもできますが，食事療法中の人はさけること。
＊食物は，有害な化学薬品，添加物をふくまないもの，自然な加工のものをとり，化学肥料による不自然な栽培のもの，アミノ酸しょうゆのような早造りのものはさける。

玄米は、胃腸内の毒を上手に吸収して排出してくれる、素晴らしい力を持っています。玄米の皮がセルロースなので、これが有害物質を吸着したり、または毒に電子を与えて無毒化し、浄化してくれます。

ところが、一日二食、三食してしまうと、このすぐれた排出力が裏目に出てしまう可能性があります。大切なミネラル類をも吸着して、外に出してしまう傾向が少しあるのです。特に病気の人は、この点、心を配る必要があります。

ですから、玄米食は、昼食に一回くらいがバランスがよいでしょう。充分な空腹を伴った、お昼一回だけの玄米食をおすすめしたいと思います。おかずはゴマ塩、海草、みそ汁、小魚などがよく合います。肉食とは相性が悪いといえます。ゴマ塩と玄米のコンビは、この上ない整腸の妙薬となっています。梅干とやわらかいあずき玄米ごはんも、奇跡をもたらしてくれることでしょう。

④ 断食……命の大冒険

病気の原因は多様ですが、多くの病気に対して断食は有効となります。病体のほとんどの場合、体内の毒が滞っていますから、数日間食事を断って、水をよく飲み、胃腸を充分休養させ、自律神経系が自分で体内の大掃除ができるようにすることです。さまざまな種類の食欲の暴走や心身の過労等で胃腸が荒れているのですが、これが完全休養できるのですから、素晴らしいことです。

最も重大な効果は、腸壁のさまざまなところに溜《た》まっている残留物（宿便）が排出されることです。目づまりしてしまっている腸壁が、みずみずしくピンク色に若返りますので、治病効果も大きく、明るい人生観までがよみがえります。断食明けの食欲はすさまじく、危険なほどです。

今日では、断食はあまり流行《はや》らなくなっています。日本人の体質そのものが、毎日食べ続けている食品添加物や薬などで劣化しており、断食に耐えられなくなっているからだといわれています。

最近、メタボリックシンドロームという言葉が流行《はや》っていますが、これは代謝異常症候群のことで、空恐ろしい事態です。「多くの人の生理作用が止まり始めている」ということでしょう。この人々は、早々と養護老人ホーム入りとなるでしょう。自分の体のコントロールが自分でできなくなって、若者たちの貴重な労働に全面的にお世話になりながら、五年か十年かの息苦しい人生の最後を過ごすことになるでしょう。早く危機に気がついてほしいものです。

私は、以前、秋になると一週間ほどの断食をして、真夏の重労働で溜まってしまった体毒を一掃してきました。これをやらないと体がもたない時代でした。断食も、慣れてくると全身がすぐ断食モードになってくれますので、割と楽にやることができます。今はやる必要のない体になっています。

前述しましたが、朝の食事を「植物循環活性のために、水と生野菜を中心とした少食」に整えることができるなら、これは「朝食断食」と呼ばれるほどのものとなり、毎日、小さな断食をしていることになって、治病効果は素晴らしいのです。朝食抜きの子どもたちが問題にされがちですが、良い水をコップ二杯飲んでくれれば、その子にとっては最高の健康法の実践なのです。

断食を上手に指導できる方やお医者さんがおられたら、相談してみられるのもよいでしょう。慣れない人が一人でやるのは危ないのです。人間の一つの原初体験、生命の大冒険としてこの上ないものです。一つの命の世界一周です。

⑤「生も死も未解決」か！

この数年、幾人《いくたり》かの身近な人の死を送ってきました。人々がいよいよ死に直面して、まるで奈落に落ちたかのように当惑する姿は痛ましいものです。死はいまだに未解決のままであり、それゆえ、生もまた未解決のままに放棄されています。

時折、農場にイエス様のお弟子の方々（ものみの塔）がみえます。この優雅な姿の方々とは、いろんなテーマで楽しく交流しますが、何冊かの美しい冊子を置いていかれます。「死後は復活の希望が残されています」というのが、世界の代表的なキリスト教団「ものみの塔」の死に対する答えです。ここでも、死は未解決のままです。六十億の地球人にとって、このままでよいのだろうかと思わざるを得ません。

仏陀様は、クシナガラにおいて死に臨まれた時、「私は成すべきを成した」と言われたそうです。人は、きっぱりと生も死も解決した上で、このように死にたいものです。その可能性はいったい、あるのでしょうか。人類の総責任者であられる仏陀様にこう聞いてみます。

「仏陀様、このまま未解決のままで、よろしいのでしょうか」

「六十億の人類に、死後は誰もがあの世に帰っていることを教え知らしめなければなりません」

「仏陀様、なぜ現実はこうも苦しみと矛盾に満ちているのでしょうか」

「生老病死の四苦は真理です。人生は楽しいことのほかに、この四つの苦しみをも味わうように設計されています。生と死が解決するとき、同時に四苦の意味も分かります。それらすべてを知らしめるために、私は二千五百年ぶりに再び生まれたのです」

肉体の死後、人が霊体となって帰天することが事実なら、ここに人生の意味のすべてが解決する入り口があるはずです。

本書は、生と死をくっきりと解決した上で書かせてもらっています。それゆえ、本書は底抜けに明るいのです。二千五百年ぶりの仏陀様のご降臨をいただいて、初めて人生の軌道をつかむことができ、健康法は「成熟」をいただいたのです。

⑥　桃源郷～そして九月十一日のテロ～

前世紀の中頃から、西洋医学に失望したり見放された若者や医者たちが、インド哲学の古典を訪ね、秘境に潜むヨガの行者たちを訪ねて、冒険を始めました。そして、肉体の神秘と真の健康への道が、次々とヨーロッパへと引き出されていきました。日本でも、沖先生、佐保田先生等々の努力によって、ヨガは広がりを見せました。

さらに、ヨーロッパの文明文化にも通じたヨガの聖人が出られ、その著書が英語版となって出されました。ヨーガ・シバラナンダ氏やシューリー・ヨーゲンドーラ氏の名著は、日本語にも翻訳されて出版されました。私は、驚くべきその内容に寝る間もなく読みふけって、実践したものでした。

国内でも、健康問題に大きな足跡を残された天才方が出られました。

易学を悟られた正食の桜沢《おうさわ》如一先生、さらに西勝造先生の健康法も出されました。私は、お二人の食事理論に感じて実践しました。お二人の考えは互いにかなりのへだたりがあり、まるっきり反対と見える部分もあって、共存しにくいものとして知られていました。

しかし、そのうち、もう一人の天才、多田政一氏の理論にめぐり合うことができました。「快医学」の著者瓜生《うりゅう》氏の紹介でした。

このお三方の考えが、「私の肉体と有機農場」という原子炉内で練り込まれることになっていきました。

十年も経ったでしょうか。桜沢、西、両先生の健康理論を多田理論で統一するという途方もない結論をいただくこととなり、それをこの第二部の理論編で述べました。

さて、桜沢先生の直弟子の一人であられるマリーさん（迫《さこ》とも子先生）が近くにおられてびっくり。彼女の指導で当農場では、三十年近く自然食料理教室を続けています。

自律神経失調症も、農場の地力の向上と並行して少しずつ調和へと近づくことができました。農場の野菜たちが、土づくりの向上で、すぐれたエンザイム（酵素）を持つようになったことも重要なことです。すぐれた有機農産物は、あらゆる病気を和らげ、癒してくれます。

また、このころ、プレアデス星からのブルー存在の叡知にも恵まれました。今日の地球レベルからの脱出に、大きな力をいただきました。深く感謝しています。

また、そのころ、ある仙人とも知り合いました。この時代においても、日本の秘境には、脈々と仙人たちが息づいていることを知りました。巷間《こうかん》にも、その行者たちはひっそりと広く存在しています。

彼ら仙人方の修行の最終目的は、「気呼吸」の完成によって、生きたまま神に近い存在に高まることといえるかと思います。

私は、この不思議な集団と体質が近く（思想的にも老子様の「五千言（老子教）」を通じて同根なので）、この荒行《あらぎょう》を続けて学ぶことになりました。そして、その奥行きを確かめようと仙人界をさかのぼっていきました。

ここからは少し風変わりな、不思議議次元の話になってしまうのですが、それは、自律神経世界をさかのぼることでした。ヨガの最終修行の一つは、いわば土に生き埋めとなって（すなわち、大地神霊、地球神霊ガイア様の気呼吸と完全に一体となって）生き続けてみせることです。

自律神経の存在は、解剖学的にはよく分かっていますが、気呼吸を司る神経なので、今日の医学ではなかなか近づくことができません。

仙人方の山奥の行場（道場）でも、ヨガと同じように気呼吸の完成へ向けて無言の荒業が続いていますが、その気呼吸の最奥部には、常に老子様の「五千言」とその中にある理想郷の姿が思い浮かべられているのです。これは、東洋人がみなその懐に抱いている「桃源郷」それ自身です。

老子教（五千言）の中の一章「小国寡民《かみん》」が、後の時代の文人（名前は皆さんの方が知っておられるかと思いますが）によって、「桃源郷」という短編小説に展開されました。その完全調和した自律神経の安らぎの世界で、人々は桃の花の咲き乱れる春を無限の喜びとして暮らしています。ここでは、大脳新皮質の知性、意志、意欲、創造が好まれないのです。

新皮質の奔流が解き放たれたのは西洋ルネサンスですが、それが今日、一つの結論期を迎えていることにもなるでしょう。新皮質の暴走によって自律神経は無視され、放棄され、見失われて、まさに病体文明へと突入しています。

脳脊髄神経と自律神経は、まことに美しい対称を成しています。今日の文明の大発展も神様がお持ちの一側面であり、輝かしいものですが、「与える愛」による発展が良いものとされるでしょう。エゴイズムが入ると間違ってくると思います。

今のような時代にあっては、桃源郷への憧れはますます大きくなっていくことでしょう。桃源郷には湖がありますが、危険だから舟に乗る人はいません。隣国の犬や鶏の声が山の向こうから聞こえてはきますが、交流することはありません。今日一日の天地の恵みに満たされ切っています。

真っ青な空を背景に映し出された九月十一日のニューヨークトレードセンターのあの大惨事と、まさに対極にある風景かと思います。

ビッグバンによって巨大な愛の大爆発を果たされた神様は、「無限の発展」という側面をお持ちですが、桃源郷は、この点では少しさびしいということでしょうか。

さて、仙人方の秘宝のエキス分を本書に無許可で発表させていただいております。これは良いことではありません。お咎《とが》めをいただいて当たり前です。年間、三十兆円を吸い込む病気というブラックホールに飲み込まれているこの国の現状を思えば、やらせていただくほかはありません。どうかご容認いただけますよう、お願い申し上げます。

ささやかなわが有機農業人生の最後の驚愕は、なんといっても救世主のご降臨を友人が紹介してくれたことでした。谷村という近くの団地の友達が、「おーい、救世主が降りておられるどー」と言いながら、農場の坂を下ってきました。「行こう」と言って、私もその足で出かけたものでした。本書でこまごまとした天才方をご紹介してきましたが、この章の最後に、あのインドの仏陀様のお約束「次は二千五百年後に東の国に生まれるよ」の成就をご報告できることを大変誇り高くありがたいことと思います。その方は、「太陽の法」を捧げられて、東の国日本にご降臨いただいています。すでに、とても分かりやすい内容のご著書をたくさん与えてくださっています。

振り返れば、生命ゼロ地点の絶望期を合計十年、第九シンフォニーの歓喜の時をも繰り返した、愚昧かつこの上ない大馬鹿人生でありましたが、その終楽章にあたって、結論的に思いますと、案外人生の収穫には恵まれていることに気がつきます。これは、本当に驚くべき、ありがたいことであります。仏陀様の御降臨のお陰です。

あとがき

おびただしい健康法が流行しては消えていくのを見るにつけ、現代はまさに健康法学びの時代かと思います。

二十六歳で、「鉛中毒による自律神経失調症」という「病気の王様」をいただき、早くも六十歳の大台を超えてしまいました。この三十数年は、おかげさまで健康法と有機農法の探究という二つのテーマをいただくこととなりました。

まさに、ハラハラ、ドキドキの人生となりましたが、東京生活で身につけた哲科学する力と感性をこの方向へ向けて全力投球することとなりました。

崩壊した自律神経をかかえて、真夏の労働に追われ続けた恐怖の日々を私のたどたどしい言葉で表現することは不可能です。

本書を知的読物としてあっさり読んでいただいてもありがたいですが、ここに書かれた内容は、誰かの言葉ではありませんが、「何回も煉獄の炎をくぐって」います。そして、ありがたいことに、第九シンフォニーの歓喜をもいただいています。読者の中には、それを聞き取っていただける方もいらっしゃるでしょう。

　本書は、少しだけ難解かもしれませんが、夜中に落ち着いて読んでいただければ、ことに今の時代にあっては、都会の知識人方にもこの上なく興味深いものであると自負しています。

　しかし、本当に本書に出会ってくださる方は、自分の病気にほとほと手を焼いて、病院通いも効果がなくなり、どこかで何とか健康への道を探し当て、立ち上がり、人生をやり直したい、納得できる生き方を見つけたいとの熱情を持った方でしょう。多少難解でも、なんか分かる、なんか納得できるというような読み方をして、実践に突っ込んでいただけるなら、私としましては、最もうれしい読者に恵まれたことになると思います。

　どうか、頑張ってください。本書の一語一語が、本当は、最も普通の、ただの常識にすぎないことを、一歩一歩悟っていってください。本書に出会い、本書に飛び込んだ瞬間、病はすでに癒されています。それは、しかし、本書の力によるものではありません。あなた自身が、自分の心の原子炉に火をつけたからです。失望の海の中で、希望の火を自分で点火したからです。

　これまで大勢の方々に囲まれ、育まれてまいりました。今、やっと半人前の多少まとまりのある人間にならせていただきました。まことにありがたいことです。

皆々様に、心より感謝申し上げます。拙著に盛られた内容を、少しでも役立てていただける方がありましたなら、それこそ大きな喜びです。そして、その喜びを、私を育んできてくださった方々への小さなご恩返しとさせていただければと思っています。

多くの有機農業関係の仲間たち、また家族の一人一人、兄夫婦の長い粘り強い協力に感謝してやみません。

また、これまで私が私淑《ししゅく》しておりました㈱たま出版のスタッフの方々と奇しき御縁を頂くこととなり、中村利男専務のお導きにより、とてもスムーズに出版の運びとしていただきました。全国の書店への配本が実現するとは、まさに夢の実現です。本当にありがとうございました。

●参考文献

①「総統医学論提唱」多田政一　他多数　お問い合わせ　NPOユー・アイ・クラブ　電話　〇五五−九七八−五八四九

②「無病長生健康法」西勝造　実業之日本社　他多数

③「無双原理・易」桜沢如一　他多数　お問い合わせ　日本CI協会　電話　〇三−三四六九−九六三一

④「太陽の法」大川隆法先生　釈迦の本心　他多数

●秘技公開のお断り

本書には、人々を健康の道に誘ってやまない秘奥の技が数多く公開されております。ヨガ、日本仙道、多田先生、西先生、桜沢先生などの高貴な技、ご高説を活用させていただいています。

逐一、お許しを乞うべきところですが、そのような余裕も持ち合わせず、本書に盛らせていただきましたこと、深く感謝いたしますとともに、どうかご了承いただきますよう、心よりお願いを申し上げる次第です。

また、二千五百年ぶりのご降臨をいただいております仏陀様（大川隆法先生）のご図書も引用させていただきました。まことにありがとうございました。

〈著者プロフィール〉

園山　国光（そのやま　くにみつ）

昭和19年　中国東北地方（満州）に生まれる
21年　帰国
38年　鹿児島県立甲南高校卒業
43年　鹿児島大学農学部卒業、上京
44年　全国放浪後、東京太平洋美術学校彫刻科入学
47年　帰鹿
53年　有機農業に入る
56年　日本有機農業研究会入会、役員経験

現在　NPO鹿児島県有機農業協会理事
鹿児島有機無農薬野菜ネットワーク役員

著書　「断絶は解かれた」昭和46年
「私はいかにして抜けるような健康に恵まれたか」昭和55年
「体の健康、心の健康、土の健康」平成7年
「森の家族」平成15年

住所〒891-0101 鹿児島市五ヶ別府町3639

病を癒す有機農法　健康法の成熟

2009年8月22日　初版第1刷発行

著　者　園山 国光
発行者　韮澤 潤一郎
発行所　株式会社 たま出版
〒160-0004 東京都新宿区四谷4－28－20
☎ 03-5369-3051（代表）
FAX 03-5369-3052
http://tamabook.com
振替　00130-5-94804

印刷所　図書印刷株式会社

ISBN978-4-8127-0279-6　C0011